Practical guideline for the management of
Gaucher disease 2021

ゴーシェ病
診療ガイドライン 2021

編集
日本先天代謝異常学会

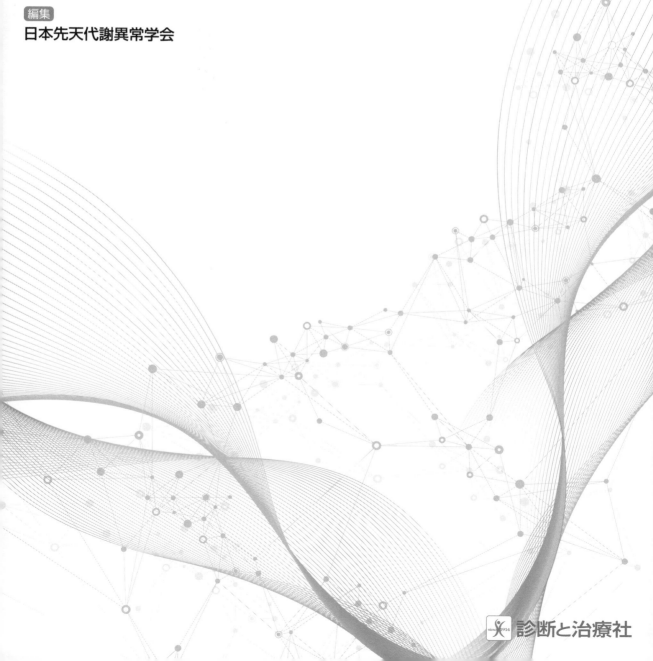

診断と治療社

序文

　日本先天代謝異常学会編『ゴーシェ病診療ガイドライン2021』をお届けいたします．本ガイドラインは，厚生労働省難治性疾患政策研究事業「ライソゾーム（ファブリー病含む）に関する調査研究」班（研究代表者：衞藤義勝）が2019年に作成し，その後，日本先天代謝異常学会による審査，パブリックコメントの募集，修正，承認を経て出版に至りました．

　ゴーシェ病（Gaucher disease）は，グルコセレブロシダーゼ（glucocerebrosidase: GBA）の先天的な欠損により発症する常染色体劣性遺伝性疾患です．肝脾腫を主症状とする1型（非神経型）と神経症状を伴う2型（急性神経型）および3型（亜急性神経型）に分類されます．欧米では1型患者が多く存在しますが，日本などアジア諸国では2型と3型が多いのが特徴といえます．1型では酵素補充療法が有用ですが，2型と3型にみられる神経症状に対しては有効ではありません．

　本ガイドラインでは，このようなゴーシェ病の様々な特徴を理解し，正しい診断と適切な治療法の選択ができるように配慮されています．多くの医療従事者が，本ガイドラインを活用することによって，ゴーシェ病患者とそのご家族の生活の質が向上することが期待されます．

　最後になりますが，本ガイドラインの作成に多大なるご尽力をいただいた厚生労働省難治性疾患政策研究事業「ライソゾーム（ファブリー病含む）に関する調査研究」班の研究代表者である衞藤義勝先生，同研究班のゴーシェ病診療ガイドライン作成委員長の成田 綾先生ならびに執筆に携わられた同研究班の分担研究者，研究協力者の先生方に深謝いたします．また，当学会の診断基準・診療ガイドライン委員長の村山 圭先生，同副委員長の中村公俊先生，野口篤子先生，庶務幹事の小須賀基通先生に感謝申し上げます．

2021年4月吉日

日本先天代謝異常学会
理事長 奥山虎之
（国立成育医療研究センター）

診療ガイドラインの刊行にあたって

　ゴーシェ病（Gaucher disease）は，ライソゾーム酵素であるグルコセレブロシダーゼ（glucocere brosidase: GBA，acid beta-glucosidase）の酵素欠損により発症する常染色体劣性遺伝形式の先天代謝異常症です．本疾患では肝脾腫，血液学的異常，骨症状，神経症状など，全身の様々な臓器において多様な障害をきたします．臨床病型は神経型である2型および3型と非神経型である1型に分類され，日本人と東洋人では神経型が約6割を占めており，欧米の比率と異なっています．わが国では1996年よりゴーシェ病に対する酵素補充療法（enzyme replacement therapy: ERT）が保険収載され，各種のライソゾーム病に対するERTのなかでも最も歴史があります．ゴーシェ病が治療可能な疾患となった今日において，症状からゴーシェ病を疑い，早期に診断することは大変重要なことです．

　厚生労働省難治性疾患等政策研究事業「ライソゾーム病（ファブリー病を含む）に関する調査研究」班（研究代表者 衞藤義勝）［現「ライソゾーム病，ペルオキシソーム病（副腎白質ジストロフィーを含む）における良質かつ適切な医療の実現に向けた体制の構築とその実装に関する研究」班（研究代表者 奥山虎之）］では，ライソゾーム病31疾患，ALD，ペルオキシソーム病の診療ガイドライン作成事業の一環として，平成29年度4月の班会議において成田 綾先生（鳥取大学）をゴーシェ病診療ガイドライン作成委員長に指名し，本分野の専門家20名に作成委員，システマティックレビュー（SR）委員，作成協力者として加わっていただき，『Minds 診療ガイドライン作成マニュアル2017』（以下，Minds）に示された手法に基づく，わが国初のゴーシェ病の診療ガイドラインである『ゴーシェ病診療ガイドライン2019』（非売品．当研究班ホームページにて公開中）を約1年の歳月をかけて作成しました．同ガイドラインの刊行目的は，科学的根拠に基づき，系統的な手法により作成された推奨をもとに患者と医療者を支援し，臨床現場における意思決定の判断材料の1つとしてお役立ていただくことです．ゴーシェ病という疾患の性質上，Mindsの手法に完全に則って診療ガイドラインを作成することは，文献数，症例数の少なさから評価，選定がむずかしいところもありましたが，可能なかぎりMindsの精神に沿うように努めました．

　今回，同ガイドラインは日本先天代謝異常学会による学会審査・修正を経て，装いも新たに『ゴーシェ病診療ガイドライン2021』として書店に並ぶことになりました．『ゴーシェ病診療ガイドライン2019』から大幅な内容の変更はありませんが，より多くの先生方に本疾患について知っていただく機会が増えたことを嬉しく思います．

　最後に，本ガイドラインの作成を主導していただいた当研究班ゴーシェ病診療ガイドライン作成委員会の成田 綾委員長，Mindsの手法を絶えずご指導いただいた（公財）日本医療機能評価機構の森實敏夫先生，学会審査における過程でご尽力いただいた日本先天代謝異常学会の奥山虎之理事長，同 診断基準・診療ガイドライン委員会の村山 圭委員長，中村公俊副委員長，野口篤子副委員長，庶務幹事の小須賀基通先生をはじめ，多くの皆様に感謝申し上げます．

　本ガイドラインが，難病診療に携わる難病指定医，さらには一般診療医の先生方，医療従事者の方々のお役に立つことを祈念いたします．

2021年4月吉日

厚生労働省難治性疾患等政策研究事業
「ライソゾーム病（ファブリー病含む）に関する調査研究」
研究代表者　衞藤義勝
（東京慈恵会医科大学）

診療ガイドラインの編集にあたって

　ゴーシェ病(Gaucher disease)は，グルコセレブロシダーゼ(glucocerebrosidase: GBA)の活性低下・欠損により発症する先天代謝異常症です．本疾患は非神経型(1型)，急性神経型(2型)と亜急性神経型(3型)に臨床分類され，欧米では全患者の90%は非神経型ですが，わが国では神経型が約60%を占めるとされます．ゴーシェ病の治療として，酵素補充療法と基質合成抑制療法(エリグルスタット)が用いられますが，症状の多様性があるため，治療法の選択やモニタリングなど主治医や患者さん，ご家族が悩まれることも多いのが現状です．加えて，わが国では海外と比して神経型患者が多いことや，日本人1型患者は欧米より重篤な症状を呈する傾向があることから，欧米の診療ガイドラインをそのまま用いるには注意を要します．

　そこで，本ガイドラインは，主治医の先生方ならびに患者さん・ご家族を対象として，わが国における適切な診断手段の推奨と治療・管理の提示を目的として科学的根拠に基づく医療(evidencebased medicine：EBM)に則って作成しました．まず，厚生労働省難治性疾患等政策研究事業「ライソゾーム病(ファブリー病含む)に関する調査研究」班においてMindsの手法に基づいて『ゴーシェ病診療ガイドライン2019』を作成し，全国の大学病院等に配布しました．そして，さらに本ガイドラインを普及させるために，日本先天代謝異常学会と協働し，その承認を得て，『ゴーシェ病診療ガイドライン2021』としてこのたび上梓することとなりました．より多くの関係者の皆様に周知されることで，ゴーシェ病患者さんの多様な医療課題に集学的に対処するための参考となり，QOLの維持向上につながることを心より祈念します．

　最後に，本ガイドラインは別添の作成組織の先生方の多大なるご尽力により完成することができました．ガイドライン作成委員会の先生方，論文の収集を担当してくださった阿部信一先生，ガイドラインの作成についてご指導していただいた森實敏夫先生，学会審査・承認にあたってご尽力いただいた日本先天代謝異常学会の奥山虎之先生，村山圭先生，中村公俊先生，野口篤子先生，小須賀基通先生，そして貴重な患者さんの生の声を届けてくださった日本ゴーシェ病の会の古賀晃弘会長に深謝いたします．

　2021年4月吉日

厚生労働省難治性疾患等政策研究事業
「ライソゾーム病(ファブリー病含む)に関する調査研究」
ゴーシェ病診療ガイドライン作成委員会
委員長　成田　綾
(鳥取大学)

診療ガイドラインの作成方法に関して

　本ガイドラインは,『Minds 診療ガイドライン作成マニュアル 2017』(以下, Minds)に準じて作成を行った. エビデンスの収集・整理のために, ゴーシェ病(Gaucher disease)の治療に焦点を当てて, 8 つのクリニカルクエスチョン(clinical question: CQ)に対してシステマティックレビュー(systematic review: SR)を行い, 推奨文の作成を行った. CQ は, 臨床現場でのニーズに対応する重要臨床課題(key clinical issue)をガイドライン作成委員会で検討し, それをもとに設定した. 推奨文の作成にあたっては, CQ のアウトカム毎に SR を行い, その結果に基づいて作成した. 最終的な推奨の強さに関しては, ガイドライン作成委員の議論により決定した.

1　クリニカルクエスチョン(CQ)の決定
　CQ の構成要素として, PICO(P: patients, problem, I: interventions, C: controls, comparisons, comparators, O: outcome)を用いてリストアップを行った.
　それぞれのアウトカムに対して臨床的重要度を評価し, 重要性の高いアウトカムに対して SR を行い推奨文の作成を行った.

2　文献検索
　各 CQ の担当委員がキーワードを作成し, 情報検索専門家(東京慈恵会医科大学学術情報センター)に文献検索を依頼した. The Cochrane Library, PubMed, 医中誌 Web を用いて検索し, ランダム化比較試験(randomized controlled trial: RCT)ならびに 10 例以上の症例を対象としたコホート研究をエビデンスの対象とした. 検索された論文については, 論文要旨から一次スクリーニングを作成委員と SR 委員で行い, 本文を精読して二次スクリーニングを行い, エビデンスの抽出を行った.

3　エビデンスの質の評価
　各エビデンスの質の評価に関しては, SR 委員が Minds のセミナーを受講し, 2 名の SR 委員がそれぞれでバイアスリスク, 非直接性の評価を行い, 統合し最終的な SR を作成した. RCT が多く抽出された際は, メタアナリシスを行う予定であったが, メタアナリシスを行うだけの RCT 論文は存在しなかった.

4　エビデンスの強さの決定
　診療ガイドラインにおけるエビデンスの強さは, 期待される治療効果を支持する重要な要素となる. 診療ガイドライン作成のなかで, エビデンス総体の強さの決定は, 表 1 に準じて行った.
　RCT では初期評価を「A(強)」とし, 評価を下げる要素の有無に応じて, エビデンスの強さを「A(強)」,「B(中)」,「C(弱)」,「D(とても弱い)」に分類した. 観察研究の初期評価は「C(弱)」から開始し, 同様にエビデンスの強さを決定した.

表1	エビデンスの強さ
A（強）	効果の推定値に強く確信がある
B（中）	効果の推定値に中程度の確信がある
C（弱）	効果の推定値に対する確信は限定的である
D（とても弱い）	効果の推定値がほとんど確信できない

5 推奨文の作成

推奨文は，エビデンスの質と利益と害のバランスを加味して検討した．推奨の強さの決定については，表2に準じて行った．

表2	推奨の強さ	
強い推奨	1	する or しないことを推奨する
弱い推奨	2	する or しないことを提案する
なし	なし	どちらともいえない

推奨の強さ（1，2，なし）とエビデンスの強さ（A，B，C，D）を併記すると以下のように記載される．

例）
　　1）患者に対して治療Aを行うことを推奨する（1A）＝（強い推奨，強い根拠に基づく）
　　2）患者に対して治療Bを行うことを提案する（2C）＝（弱い推奨，弱い根拠に基づく）

6 パネル会議

各CQのエビデンスの強さ，推奨文の推奨の強さについては，編集・担当委員でパネル会議を行い検討した．CQ毎にアウトカムの重要性，利益と害のバランスを評価し，その後患者会の意見を加えて，最終決定した．

7 診療ガイドラインの執筆

ゴーシェ病は稀少疾患であり，エビデンスが不十分あるいは存在しないCQがあった．そのような場合の推奨文の作成については，エキスパートオピニオンとして推奨文を作成した．

8 学会審査

本ガイドラインの日本先天代謝異常学会による承認審査は以下の手順で行った．
1）日本先天代謝異常学会に研究班作成ガイドライン案を提出
2）学会の診断基準・診療ガイドライン委員会で審議
3）委員会からの意見，質問等に対し，研究班で修正
4）修正ガイドライン案を再提出，委員会での再審議
5）学会ホームページにてパブリックコメントを募集
6）ガイドライン最終案を提出，委員会で承認
7）学会理事会で審議，承認

作成組織

◎編集：日本先天代謝異常学会診断基準・診療ガイドライン委員会

委員長	村山　圭	千葉県こども病院代謝科 部長
副委員長	中村公俊	熊本大学大学院生命科学研究部小児科学講座 教授
（五十音順）	野口篤子	秋田大学大学院医学系研究科医学専攻機能展開医学系小児科学講座 助教

◎研究班監修：厚生労働省難治性疾患等政策研究事業
「ライソゾーム病（ファブリー病含む）に関する調査研究」

研究代表者	衞藤義勝	一般財団法人脳神経疾患研究所先端医療研究センター＆遺伝病治療研究所／東京慈恵会医科大学名誉教授

◎研究班編集：ゴーシェ病診療ガイドライン作成委員会

統括委員長	石垣景子	東京女子医科大学小児科
統括副委員長	福田冬季子	浜松医科大学小児科
作成委員長	成田　綾	鳥取大学医学部附属病院脳神経小児科
作成副委員長	渡邊順子	久留米大学医学部質量分析医学応用研究施設／同 小児科
作成委員	阿部哲士	帝京大学整形外科
（五十音順）	井田博幸	東京慈恵会医科大学小児科
	小林正久	東京慈恵会医科大学小児科
	酒井規夫	大阪大学大学院医学系研究科保健学専攻成育小児科学
	櫻井　謙	東京慈恵会医科大学小児科
	高柳正樹	帝京平成大学健康医療スポーツ学部理学療法学科
	辻　省次	東京大学大学院医学系研究科／国際医療福祉大学ゲノム医学研究所
	坪井一哉	名古屋セントラル病院ライソゾーム病センター・血液内科
	三井　純	東京大学大学院医学系研究科分子神経学講座
	矢部普正	東海大学医学部基盤診療学系先端医療科学
	横井貴之	東京慈恵会医科大学小児科

システマティックレビュー（SR）委員

（五十音順）	衞藤　薫	東京女子医科大学小児科
	近藤秀仁	京都第一赤十字病院小児科
	角皆季樹	東京慈恵会医科大学小児科
	福井香織	久留米大学小児科
	山田博之	鳥取大学医学部附属病院脳神経小児科
作成協力者	阿部信一	東京慈恵会医科大学学術情報センター
（五十音順）	古賀晃弘	日本ゴーシェ病の会
	森實敏夫	公益財団法人日本医療機能評価機構

使用上の注意

　本ガイドラインは，臨床現場における医療者の診療のサポートとなることを目的として推奨を提供するものであり，本ガイドラインの推奨に必ず従うように強要するものではない．推奨文の中には，エキスパートオピニオンが含まれ，実際の医療現場での判断は，個々の患者，医療施設の状況に応じて決定するべきものと考えられる．

　本ガイドラインの推奨は，これらに従って診療すれば患者が必ず改善することを保証するものではない．治療効果は個々の患者の状況に応じて異なるものであり，本ガイドラインの推奨を参考にして臨床の現場において医療行為を行った結果に対して，本ガイドラインは責任を負うことはできない．

　加えて，本ガイドラインは医療裁判の証拠として利用されることを想定しておらず，あくまでも診療についての一般論的な推奨を提示している．したがって，医療事故が生じた場合に，本ガイドラインが示す推奨文に準拠しなかったという理由で「過失がある」と判断されることは不適切である．

　本ガイドラインは，臨床現場の一助となるべく作成されたものであり，個々の医療を縛るものではない．

対象となる患者

　本文中に示された方法でゴーシェ病と診断されたすべての患者が対象である．

利益相反

　中村公俊がサノフィ株式会社と利益相反状態にあるが，透明性と公平性の確保に努め，利益相反管理規定を順守し，所属施設の利益相反管理委員会へ手続きを行った．

　他，各作成委員，SR委員に提示すべき利益相反はない．

ゴーシェ病診療ガイドライン *2021*
CONTENTS

第1章　ゴーシェ病診療ガイドライン

Ⅰ　ゴーシェ病の概要

Ⅱ　ゴーシェ病の臨床検査と診断

Ⅲ　ゴーシェ病の治療（総論）

Ⅳ　ゴーシェ病の治療（各論）

Ⅴ　診断や診療のための参考事項

第 2 章　システマティックレビュー（SR）ダイジェスト

第 1 章　ゴーシェ病診療ガイドライン

ゴーシェ病の概要

疾患概要

　　ゴーシェ病(Gaucher disease)はライソゾーム加水分解酵素の1つであるグルコセレブロシダーゼ(glucocerebrosidase：GBA, acid beta-glucosidase；EC 3.2.1.45)の活性低下・欠損により発症する先天代謝異常症である．1番染色体長腕 q21 上の*GBA*遺伝子の変異により生じ，現在までに 300 を超える*GBA*遺伝子変異が報告されている．遺伝形式は常染色体劣性遺伝で性差はない．ゴーシェ病はすべての人種で発現するが，その有病率や病型分布は人種により異なる．欧米における有病率は 1.16 人/10 万人程度と推定され，全患者数の 90% は非神経型(1 型)である[1]．一方，わが国におけるゴーシェ病の有病率は 1 人/33 万人と推定され，神経型が約 60% を占める[2,3]．

病　態

　　ゴーシェ病の基本病態を図1に示す[4]．GBA は生体膜の構成成分であるスフィンゴ脂質の分解過程で，基質である糖脂質グルコセレブロシドをグルコースとセラミドに分解するのに働く．GBA の活性低下・欠損によりマクロファージなどの細網内皮系細胞にグルコセレブロシドが進行性に蓄積する結果，血液学的異常(貧血,血小板減少症),肝脾腫,骨症状を呈する.蓄積細胞の大部分はマクロファージで，ゴーシェ細胞として知られる．これらの細胞は細胞内封入体によって膨張しており，しわの寄ったティッシュペーパー様(wrinkled tissue paper)と形容される特徴的な様相を呈し，骨髄や組織標本中のこの細胞の存在はゴーシェ病を強く示唆する．肝臓，脾臓，骨髄にゴーシェ細胞が浸潤し，肝脾腫や貧血，血小板減少症，骨症状を生じるほか，ゴーシェ細胞や活性化マクロファージに起因すると考えられる血清のアンジオテンシン変換酵素(ACE)の上昇を認める．これらの全身症状に加えて，神経症状を呈する場合があり，グルコセレブロシドのリゾ体であるグルコシルスフィンゴシンが中枢神経系に蓄積することが神経変性の一因と考えられているが，その神経変性機序の詳細はまだ明らかにされていない．

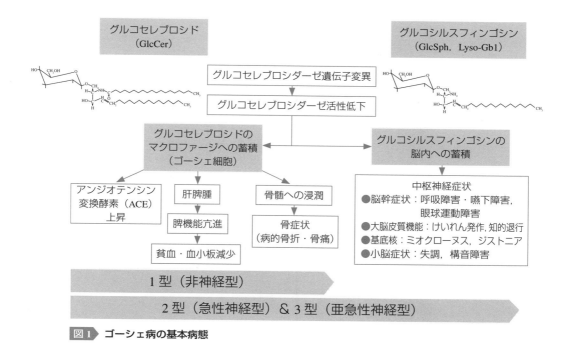

図1 ゴーシェ病の基本病態

臨床症状および臨床病型（CQ 2 参照）

　　ゴーシェ病の主要症状は臓器腫大（肝脾腫），血液学的異常（貧血，血小板減少症），骨症状である．症状の程度は様々であるが，いずれの病型においても認められる．加えて，神経型（2 型，3 型）の患者は様々な中枢神経症状を合併する（**表1，表2**）．

　　1 型（OMIM #230800）は幼児期から成人期まで様々な時期で発症するが，わが国では患者の多くが思春期までに発症する．無症候性に経過し，思春期から成人期になって血液検査などで偶然発見されるなど比較的軽症の経過をとる患者も存在するが，日本人 1 型患者では重篤な症状を呈することが多い[5, 6]．また，初診時に神経症状がなくとも，経過観察中に神経症状が出現し，1 型から 3 型へ再分類される症例もあり，神経症状の出現を長期的に観察する必要がある[7]．

　　2 型は周産期致死型（OMIM #608013）と古典型（OMIM #230900）に大別される．周産期致死型は最も重篤な病型で，子宮内胎児死亡や非免疫性胎児水腫を伴い，新生児期死亡率が高い．出生時には肝脾腫や血小板減少症に加えて皮膚の異常（魚鱗癬，コロジオンベビー）や関節拘縮，小頭症を呈し，生後間もなく筋緊張の異常（頸部後屈，後弓反張）や嚥下障害，無呼吸，けいれん，開口障害，眼筋麻痺などが出現し，急速に悪化する．古典型は乳児期（3〜6 か月頃）より喘鳴や嚥下障害，呼吸障害（無呼吸，喉頭けいれん），眼球運動障害にて発症する．発症早期に球麻痺症状としての嚥下障害・喘鳴が出現し，次第に目線が合わない，追視をしなくなるなどの眼球運動障害や斜視を認めることが多い．引き続いて筋緊張の異常や

表1　ゴーシェ病のおもな症状

1　全身症状	臓器腫大	肝脾腫，腹部膨満
	血液学的異常	貧血，血小板減少症，出血傾向
	成長障害	体重増加不良，低身長
2　骨症状		骨塩減少症，局所性骨溶解性病変，骨硬化病変，大腿骨遠位の エルレンマイヤーフラスコ変形，病的骨折，無菌性骨壊死，骨 痛，骨クリーゼ，脊柱変形（亀背，側彎症）
3　神経症状		精神運動発達遅滞・退行，筋緊張の異常（後弓反張，頸部後屈）， 嚥下障害，呼吸障害（無呼吸，喉頭けいれん），眼球運動障害（眼 球運動失行，斜視），けいれん，不随意運動，失調

表2　ゴーシェ病の臨床病型と症状

	1 型（非神経型）		2 型（急性神経型）		3 型（亜急性神経型）		
	Early	Late	Perinatal/Lethal	Classical	3a	3b	3c**
発症時期	小児期	成人	周産期/新生児期	乳児期	乳児期〜小児期		
魚鱗癬，コロジオンベビー 非免疫性胎児水腫	−	−	＋＋＋＋	−	−	−	−
肝脾腫	＋＋ 〜＋＋＋＋	＋ 〜＋＋＋	＋＋＋	＋＋＋	＋ 〜＋＋＋	＋＋＋＋	＋ 〜＋＋
骨クリーゼ/骨折	＋ 〜＋＋	＋ 〜＋＋＋	−	−	＋	＋ 〜＋＋	＋
原発性神経変性	−	−*	＋＋＋	＋＋＋＋	＋＋ 〜＋＋＋	＋ 〜＋＋ （眼球運動 障害のみ）	＋
心弁膜石灰化	−	−	−	−	−	−	＋ 〜＋＋＋

*：続発性神経症状あり，**：D409H 変異と関連
（Ida H, et al : Blood Cells Mol Dis 1998；24：73-81 より改変）

けいれんなど周産期致死型と同様の神経症状を呈し，急速に悪化する．

　3 型（OMIM #23100）は発症時期，重症度，進行速度など多くの点で 2 型よりも多様性に富む．神経症状は多彩で，眼球運動障害（眼球運動失行）やてんかん，ミオクローヌス，知的退行，失調などを呈する．進行速度は 2 型と比して緩徐である．3 型は 3 つの亜系に分類され，3a 型は前述する多様な神経症状，特にミオクローヌスや知的退行を呈するものを指す．3b 型は神経症状が眼球運動障害のみで，重篤な全身症状と骨症状を呈するものを指す．3c 型（OMIM #231005）は心弁膜石灰化や角膜混濁，交通性水頭症を呈し，D409H 変異を有する症例で認められる．

臨床検査および診断（CQ 1，CQ 3 〜 CQ 5 参照）

　スクリーニング検査として，①血液検査（ヘモグロビン値や血小板数の低下，ACE の上昇），②画像検査（骨 X 線で大腿骨遠位端のエルレンマイヤーフラスコ

変形，骨 MRI で骨髄のまだら様所見），③骨髄穿刺（ゴーシェ細胞の確認），④電気生理検査［聴性脳幹反応（ABR）で潜時の延長，Ⅲ波やⅤ波の振幅低下（平坦化），体性感覚誘発電位（SEP）や視覚誘発電位（VEP）で潜時の遅延や巨大電位（giant SEP, giant VEP）］が行われる．ゴーシェ病の確定診断は，リンパ球または培養皮膚線維芽細胞の GBA 活性低下ならびに *GBA* 遺伝子の解析で病因となる遺伝子変異を認めることによりなされる．

治　　療（CQ 6 〜 CQ 8 参照）

　ゴーシェ病の疾患特異的治療としては，1996 年より酵素補充療法（enzyme replacement therapy：ERT）が承認され，日本ではすべての病型に対して標準治療となっている．なお，酵素製剤は血液脳関門の通過が乏しく，中枢神経系への効果はないとされる．ERT に加えて，2015 年より基質合成抑制剤エリグルスタットが承認され，成人の 1 型患者に対する治療選択肢が広がったが，小児には適応がなく，また ERT と同様に中枢神経系への効果はないとされる．それぞれの治療効果については CQ 11 〜 CQ 18 を参照されたい．

フォローアップ（CQ 9，CQ 10 参照）

　治療開始前ならびに治療開始後は治療目標に到達しているか，定期的にモニタリングし，治療が適切か評価を繰り返す．

［文　　献］

1）Poorthuis BJ, *et al*：The frequency of lysosomal storage diseases in The Netherlands. *Hum Genet* 1999；**105**：151-156.
2）大和田　操，他：わが国における Gaucher 病の実態．日小児会誌 2000；**104**：717-722.
3）Tajima A, *et al*：Clinical and genetic study of Japanese patients with type 3 Gaucher disease. *Mol Genet Metab* 2009；**97**：272-277.
4）井田博幸：ゴーシェ病．ライソゾーム病─最新の病態，診断，治療の進歩．診断と治療社，2011：144-148.
5）Grabowski GA, *et al*：Chapter 146: Gaucher disease. The Online Metabolic and Molecular Basis of Inherited Disease（OMMBID）．
6）Ida H, *et al*：Type 1 Gaucher disease：phenotypic expression and natural history in Japanese patients. *Blood Cells Mol Dis* 1998；**24**：73-81.
7）Tajima A, *et al*：Clinical and genetic study of Japanese patients with type 3 Gaucher disease. *Mol Genet Metab* 2009；**97**：272-277.

II　ゴーシェ病の臨床検査と診断

CQ 1　ゴーシェ病はどのように診断するか？

要約

　ゴーシェ病は臨床症状，発症時期により 3 つの病型に分類され，様々な発症症状をもつ．診断は特徴的な臨床症状，診察所見からゴーシェ病を疑った場合に，参考となる血液検査，骨髄検査を施行して，確定診断にはリンパ球，培養皮膚線維芽細胞での酵素活性の測定ないし *GBA* 遺伝子の解析による遺伝子変異の同定によってなされる．

［解　説］

　ゴーシェ病の主症状に該当する所見がある場合，あるいは家系内にゴーシェ病患者がいる場合，専門医と相談して，スクリーニング検査や画像検査などを実施する（図 1）．

　スクリーニング検査として，以下があげられる[1]．

1) 血液検査におけるヘモグロビン値低下，血小板数減少
2) 血清アンジオテンシン変換酵素（ACE）値の上昇
3) 骨髄検査；骨髄スメアでゴーシェ細胞の同定．ただし偽ゴーシェ細胞との鑑別に注意が必要

　確定診断のための検査として，以下があげられる[1]．

1) グルコセレブロシダーゼ（GBA）活性低下の確認

　培養皮膚線維芽細胞での酵素測定が最も信用性が高く，リンパ球，ろ紙血での測定がそれに続く．

2) グルコセレブロシダーゼ（GBA）遺伝子の変異解析

　点変異のみならず pseudogene との rearragement 変異もあり，遺伝子検査には注意を要する[2]．また片アレルのみの同定では確定とならないこと，新規変異の場合にもその解釈が困難であることに注意を要する．

　また，多くの臨床症状毎の鑑別診断が必要であり，悪性腫瘍や様々な神経疾患，ゴーシェ病以外のライソゾーム病も鑑別にあがる．

主症状

①**全身症状**…肝脾腫，腹部膨満，貧血，血小板減少症，喘鳴など
②**骨 症 状**…骨痛，骨クリーゼ，病的骨折，骨塩密度低下，骨髄浸潤，骨壊死，エルレンマイヤーフラスコ変形など
③**神経症状**…眼球運動障害（水平性衝動性眼球運動障害），精神運動発達遅滞・退行，後弓反張，咽頭けいれん，けいれん，ミオクローヌス発作など
　　　　　　神経症状型の初期症状としては，喘鳴，眼球運動障害（水平性衝動性眼球運動障害）が多い

スクリーニング検査および関連検査

血液検査	ヘモグロビン値低下，血小板数減少，アンジオテンシン変換酵素（ACE）値上昇
画像診断	単純 X 線で大腿骨遠位端のエルレンマイヤーフラスコ変形，骨 MRI で骨髄のまだら様所見（ゴーシェ細胞の骨髄浸潤）
骨髄穿刺	ゴーシェ細胞の確認（ただし，偽ゴーシェ細胞に注意）

確定診断

リンパ球，培養皮膚線維芽細胞または濾紙血によるグルコセレブロシダーゼ（GBA）活性の測定	グルコセレブロシダーゼ（GBA）活性低下（より正確な酵素活性値を測定する場合は培養皮膚線維芽細胞で行うことが望ましい）
遺伝子検査	遺伝子変異の確定

鑑別診断

● **骨症状**…成長痛，白血病，リンパ腫，骨髄炎，ペルテス病など
● **肝脾腫**…ニーマンピック病 A 型・B 型，ニーマンピック病 C 型，コレステロールエステル蓄積症など
● **胎児水腫**…GM₁ ガングリオシドーシス，シアリドーシス Ⅱ 型，ムコ多糖症 Ⅳ 型・Ⅶ 型，ガラクトシアリドーシス Ⅰ 型，ニーマンピック病 C 型，ファーバー病，乳児型遊離型シアル酸蓄積症，I-cell 病，マルチプルスルファターゼ欠損症など
● **進行性ミオクローヌスてんかん**…シアリドーシス Ⅰ 型，ガラクトシアリドーシス（若年・成人型），神経セロイドリポフスチン症など

図1 **ゴーシェ病の診断チャート**
（ゴーシェ病診断・治療ハンドブック編集委員会：ゴーシェ病診断・治療ハンドブック．第 2 版，イーエヌメディックス，2016 より改変）

［文　　献］

1）Pastores GM, *et al*：Gaucher Disease., In：Adam MP, Ardinger HH, Pagon RA, Wallace SE, Bean LJH, Stephens K, Amemiya A, editors. GeneReviews® [Internet]
2）Ida H, *et al*：Showing results for a modified search because your search retrieved no results., *J Inherit Metab Dis* 1997；**20**：67-73.

CQ 2　ゴーシェ病の病型診断と早期診断に有用な所見は？

要約

● ゴーシェ病の病型診断は，中枢神経症状の有無により大別される．

● 1 型（非神経型）では，血小板減少症および肝脾腫が初発症状として重要である．

● 2 型（急性神経型）は，周産期致死型と古典型に分類される．

・周産期致死型は出生時より特徴的な皮膚の異常を認める（コロジオンベビー）．

・古典型では，出生時には症状は認められず，3 〜 6 か月から発症する球麻痺症状（喘鳴，嚥下障害）が特徴的であり，1 歳頃から退行を認めるようになる．

● 3 型（亜急性神経型）は，3a，3b，3c 型に分類される．

・3a 型は，進行性ミオクローヌスてんかん様の経過で発症し，あとから血小板減少症，肝脾腫を認め診断されることがある．

・3b 型は，肝脾腫，血小板減少症から 1 型と診断され，後に水平性眼球運動障害を発症し 3b 型と診断されることがある．

・3c 型は，3a 型と同様な神経症状に加えて，水頭症や角膜混濁，心弁膜症を合併する稀な病型である．

[解　説]

　1 型（非神経型）では，血小板減少症および肝脾腫が初発症状として重要であり，これらを認めた場合はゴーシェ病を鑑別する[1,2]．慢性的な血小板減少症から慢性特発性血小板減少性紫斑病（idiopathic thrombocytopenic purpura：ITP）としてフォローアップされており，その後，肝脾腫に気づかれてゴーシェ病と診断されることがある．血小板数 10 万 /μL 未満が慢性的に持続する例では，肝脾腫の有無を評価する．

　2 型（急性神経型）では，出生時の症状の有無から，周産期致死型と古典型に分類される．周産期致死型は，出生時より脾腫（93%），神経症状（72%）などを認め，コロジオンベビーと呼ばれる魚鱗癬様の皮膚の落屑が特に特徴的である[3]．胎児水腫合併例では予後不良とされている．古典型では，魚鱗癬様の皮膚症状を除くと，出生時から症状を認めることは稀であり，3 〜 6 か月から球麻痺症状（喘鳴や嚥下障害）にて発症することが特徴的である．それに引き続いて，斜視や筋緊張の異常（後弓反張），ミオクローヌス，けいれんなどの神経症状を発症し，急速な退行を認める[4]．肝脾腫や血液学的異常は神経症状より遅れて出現する場合がある．乳児期の原因不明の喘鳴を認めた場合は，スクリーニングとして肝脾腫の評価や血清アンジオテンシン変換酵素（ACE）の測定を行うことが，ゴーシェ病の早期診断のために有用である．

　3 型（亜急性神経型）は，神経症状の違いにより 3a 型，3b 型，3c 型に分類される[4]．

　3a 型は，てんかん発作や不随意運動，失調，精神運動発達遅滞・退行など多様な神経症状を呈する．神経症状発症時には肝脾腫や血液学的異常が軽度で，て

んかん発作やミオクローヌスと同時に知的退行や小脳失調を伴う経過から進行性ミオクローヌスてんかん（progressive myoclonus epilepsy：PME）と暫定的に診断され，ゴーシェ病の診断に至るまでに時間を要することがある．特に N188S 変異をヘテロで有する患者の場合，平均 13.9 歳で PME にて発症し，全身症状は軽度で，残存酵素活性が比較的高値をとることが知られている．そして，その患者の47% がアジア圏から報告されている[5-10]．PME は稀な病態ではあるが，特にわが国においては PME の基礎疾患の1つにゴーシェ病を検討する必要がある．

3b 型は，肝脾腫，血小板減少から1型と診断され，のちに水平性眼球運動障害を発症し 3b 型と再診断されることがある．左右に動く対象物を追うとき，通常は眼球のみで追うが，3b 型患者では顔を横に振るようにして対象物を追うことで，水平性眼球運動障害に気づかれる（**CQ 5** 参照）．日本人ゴーシェ病患者の検討では，初診時は1型と診断され，のちに中枢神経症状が明らかとなり3型と診断される例がある．初診時の臨床病型の割合は1型 54%，3型 22% であったが，経過観察後の最終病型診断で1型 42%，3型 34% へ病型比率が変化したと報告されている[6]．

3c 型は，肝脾腫は強くなく，水頭症，角膜混濁，心弁膜症で発症する稀な病型であり，*GBA* 遺伝子の D409H 変異に関連すると報告されている[6]．

［文　　献］

1) Charrow J, *et al*：The Gaucher Registry. *Arch Inetrn Med* 2000；**160**：2835-2843.
2) Grabowski GA, *et al*：Gaucher disease type 1 and 3：Phenotypic characterization of large populations from the ICGG Gaucher Registry. *Am J Hematol* 2015；**90**：S12-S18.
3) Mignot C, *et al*：Type 2 Gaucher disease：15 new cases and review of the literature. *Brain Dev* 2006；**28**：39-48.
4) Grabowski GA：Gaucher disease. The Online Metabolic and Molecular Basis of Inherited Disease（OMMBID）.
   http://ommbid.mhmedical.com/
5) Tajima A, *et al*：Gaucher disease patient with myoclonus epilepsy and a novel mutation. *Pediatr Neurol* 2010；**42**：65-68.
6) Tajima A, *et al*：Clinical and genetic study of Japanese patients with type 3 Gaucher disease. *Mol Genet Metab* 2009；**97**：272-277.
7) Choy FY, *et al*：Gaucher disease among Chinese patients：review on genotype/phenotype correlation from 29 patients and identification of novel and rare alleles. *Blood Cells Mol Dis* 2007；**38**：287-293.
8) Kowarz L, *et al*：Gaucher mutation N188S is associated with myoclonic epilepsy. *Hum Mutat* 2005；**26**：271-273；author reply 274-275.
9) Filocamo M, *et al*：Early visual seizures and progressive myoclonus epilepsy in neuronopathic Gaucher disease due to a rare compound heterozygosity（N188S/S107L）. *Epilepsia* 2004；**45**：1154-1157.
10) Park JK, *et al*：Myoclonic epilepsy in Gaucher disease：genotype-phenotype insights from a rare patient subgroup. *Pediatr Res* 2003；**53**：387-395.

CQ3　ゴーシェ病の診療において遺伝子検査の意義は？

要約

　遺伝子検査を行って，グルコセレブロシダーゼ(GBA)遺伝子の病的変異を同定することの意義は以下のようなものが考えられる．

❶確定診断
❷保因者診断
❸出生前診断の準備
❹治療法の選択
❺研究的意義(遺伝子型と表現型の相関に関する情報蓄積)

[解　説]

　ゴーシェ病は，その臨床症状・所見から疑い，末梢血リンパ球や培養皮膚線維芽細胞の酵素活性測定により診断を確定できる．しかし，さらに遺伝子変異を同定することの意義は以下のようなものが考えられる．

1　確定診断

　ゴーシェ病では他のライソゾーム病でみられるような偽欠損(pseudodeficiency．酵素活性値は正常域より低値だが臨床症状を呈さない)の報告は今のところ報告されておらず，酵素活性の低値を認めた場合はゴーシェ病の診断となる．一方で，リンパ球を用いた酵素活性の測定で注意を要するのが，患者であってもリンパ球の酵素活性値が比較的高く測定される場合である．そこで培養皮膚線維芽細胞を用いた酵素診断が従来併用されているが，培養皮膚線維芽細胞の検査には皮膚生検が必要で侵襲性が上がること，そして検査可能な施設も限られており，検査に時間も要する．そのため，酵素活性値だけでは診断を確定しきれない場合には，遺伝子検査で病的変異を同定することにより診断を確定することが可能となる．

2　保因者診断

　本疾患の遺伝型式は常染色体劣性遺伝であり，両親ともに保因者である場合，新たに挙児を希望する場合は25％の確率で児が疾患をもつことになる．しかし，常染色体劣性遺伝形式の疾患でも，片方の変異が罹患者における新生突然変異である場合がごく稀にある．また病的変異をもった片親性ダイソミーの可能性もある[1]．その場合，次子が罹患する確率は，片親が保因者であるため一般集団と同じとはいえないが，それでも極めて低いと考えられる．こういった理由から，次子の再発率を説明したり，出生前診断を希望する場合には，発端者の遺伝子検査に続いて両親の遺伝子検査を行い，正確な遺伝学的情報に基づいた遺伝カウンセリングを提供することが望ましい．

3　出生前診断の準備

　ゴーシェ病の罹患児をもつ保因者のカップルが挙児を希望する場合，出生前診断が考慮されることがある．出生前診断の目的は，あらかじめ児の診断・予後を知ること，あるいは早期の治療の開始を可能にすることである．絨毛穿刺や羊水穿刺により採取した胎児細胞の酵素活性値測定は技術的には可能だが，母体細胞の混入や培養状態などが結果に影響を及ぼす可能性がある．そのため，発端者の遺伝子検査において病的変異が2つ同定されていて，さらに両親がそれぞれ遺伝学的にも保因者であることが確認されている場合にはより確実である．これらの情報が遺伝子検査により出生前診断を行うためには必須であり，不明の場合，羊水細胞，絨毛細胞での酵素診断が唯一の方法となる．

4　治療法の選択

　今後の治療の候補の1つとして，シャペロン療法がある[2]．シャペロン療法はゴーシェ病の中でも，ある特定の病的変異の種類に対して効果がある．病的変異の種類によっては，酵素蛋白は産生されるが，三次元構造に脆弱な部分があるため細胞内で構造を保てず，結果として酵素活性が得られないものがある．シャペロン療法の機序は，その脆弱な部位を支持・保護し，酵素の三次元構造を維持することである．将来，シャペロン療法が承認された場合はそういった病的変異をもつ患者に対して治療適応となる．

　また，*GBA*遺伝子の遺伝子検査とは異なるが，基質合成抑制療法（エリグルスタット）において，治療薬の代謝に関わるチトクローム P450（CYP）2D6 の表現型を遺伝子検査により確認することが治療法の適応判定と投与量の決定に必要であり，この治療を検討する場合に必須となる．

5　研究的意義（遺伝子型と表現型の相関に関する情報蓄積）

　酵素活性値で診断がついている患者に対して遺伝子検査を行うことは，出生前診断の準備や治療の選択のために行う以外は，直ちに診療に役立つわけではない．特定の病的変異は臨床病型の推定に参考になることはあるが，現状では完全に遺伝子型と表現型の相関（genotype-phenotype correlation）が判明しているわけではないためである[3]．しかし，遺伝子検査の結果と臨床情報の蓄積は，病型の判定や予後の推定において，今後のゴーシェ病の患者の診療に有用となる可能性が高い．加えて，日本人ゴーシェ病患者では，従来の遺伝子検査法では約15％の患者で病的変異が同定されておらず[4]，すべての患者で病的変異が同定されるわけではない．しかし，次世代シーケンサーなどの新たな解析技術を用いて遺伝子検査をすることで，今後，新規の病的変異の同定や新たな分子遺伝学機構が判明することが予想され，これらの知見は合併症の種類や頻度の把握，重症度や予後の予測，治療の選択・開発などにおいてさらに有用な情報になると考えられる．

［文　　献］

1）Hassan S, *et al*：Alleles with more than one mutation can complicate genotype/phenotype studies in Mendelian disorders：Lessons from Gaucher disease. *Mol Genet Metab* 2018；**28**. doi：10.1016/ j.ymgme.2018.06.013.

2）Maegawa GH, *et al*：Identification and characterization of ambroxol as an enzyme enhancement agent for Gaucher disease. *J Biol Chem* 2009；**28**：23502-23516.

3）Tajima A, *et al*：Clinical and genetic study of Japanese patients with type 3 Gaucher disease. *Mol Genet Metab* 2009；**97**：272-277.

4）Ida H, *et al*：Mutation prevalence among 47 unrelated Japanese patients with Gaucher disease：identification of four novel mutations. *J Inherit Metab Dis* 1997；**20**：67-73.

CQ 4　ゴーシェ病の骨症状(骨折，骨クリーゼ，骨壊死)の評価はどのように行うか？

要約

● 単純 X 線や CT などにより，骨変形の有無，骨皮質の菲薄化，溶骨巣の広がりや局在から病的骨折リスクを検討する．

● 無症候性骨病変の評価には二重エネルギー X 線吸収測定法(DEXA)による腰椎骨密度や，脊椎 MRI で骨髄内低信号領域を評価することで骨髄内のゴーシェ細胞の存在や治療効果判定が可能である．

● 局所的な強い骨痛，発熱，腫脹などの急性の炎症症状は骨クリーゼの特徴的な症状である．

● 骨壊死を評価するためには単純 X 線検査のみでなく MRI により大腿骨頭をスクリーニングする．

[解　説]

　ゴーシェ病の骨症状は，グルコセレブロシドが蓄積した異常なゴーシェ細胞が骨髄に浸潤・蓄積することにより，サイトカインの放出，骨髄内血行動態の変化，骨髄内圧の上昇などを介して骨融解病変や骨壊死をきたすと考えられている．骨症状は QOL に大きく関連することから，治療目標の 1 つとして骨症状の抑制は極めて重要である[1-3]．また，脾臓摘出患者群は骨痛，骨クリーゼと骨壊死の発生率は有意に高いとされているため，骨病変の経時的な評価が必要である[4]．

　骨融解病変により骨脆弱性骨折や骨痛をきたす．骨脆弱性の評価は単純 X 線や CT などにより，骨融解病変の存在，椎体の圧壊，長管骨の骨折や変形の有無を確認する．骨変形や骨皮質の菲薄化の程度，溶骨巣の広がりや局在から病的骨折リスクを検討すべきである[1]．

　しかし，単純 X 線や CT では感度に乏しく，無症候性骨病変の評価には不向きである．二重エネルギー X 線吸収測定法(dual-energy X-ray absorptiometry：DEXA)による腰椎骨密度の低下や，脊椎 MRI で骨髄内低信号領域が減少していることで骨髄内のゴーシェ細胞の存在が示唆される．これらの所見の経時的な評価により治療効果判定が可能である．

　骨クリーゼの特徴的な症状は，局所的な強い骨痛，発熱，腫脹などの急性の炎症症状である．ゴーシェ病による細胞浸潤による無腐性骨壊死に伴う急性炎症とされているが，急性化膿性骨髄炎と同じような病態であり鑑別に注意を要する[3]．

　骨髄内にゴーシェ細胞が集積することにより，阻血性変化をきたし，骨梗塞に至る．骨の阻血性変化は，通常，症状に乏しく，慢性に潜行性に進行し，無腐性骨壊死に至る．好発部位は大腿骨頭，上腕骨頭や椎体であり，特に大腿骨頭は解剖学的にも無腐性骨壊死の好発部位であり荷重関節であることから，ひとたび骨頭壊死をきたすと不可逆性の変化となりやすい．骨壊死をきたした病巣は単純 X 線では骨硬化巣として描出される．進行すると，骨の圧壊や変形から，関節軟骨

の破壊による関節症変化の進行により，関節機能の著しい障害をきたす．骨壊死を評価するためには単純 X 線検査のみでなく MRI により大腿骨頭をスクリーニングしておくべきである[1]．

[文　　献]

1) 阿部哲士：E 治療-6 整形外科的治療．ゴーシェ病 UpDate．衞藤義勝，井田博幸（編），診断と治療社，2016：120-123.
2) Mikosch P, et al：An overview on bone manifestations in Gaucher disease. *Wien Med Wochenschr* 2010；**160**（23-24）：609-624.
3) Mikosch P：Gaucher disease and bone. *Best Pract Res Clin Rheumatol* 2011；**25**：665-681.
4) Weinreb NJ, et al：Long-term clinical outcomes in type 1 Gaucher disease following 10 years of imiglucerase treatment *J Inherit Metab Dis* 2013；**36**：543-553.

CQ 5 ゴーシェ病の神経症状の評価はどのように行うか？

要約

● わが国では欧米と比して神経型の占める割合が多い．

● 臨床的な異質性により同一病型内でも表現型に差異を認める．特に 3 型では，発症年齢に幅が広く，神経症状も非特異的であるため疑うことが重要である．

● 眼球運動障害は神経症状の初発症状として重要である．

● ゴーシェ病 1 型患者においては 3 型への移行に注意が必要である．

● 神経生理学的検査所見としては，ABR での Ⅰ～Ⅲ 波の潜時延長，Ⅲ 波以降の波形消失や巨大 SEP，VEP が特徴的である．

［解　説］

1　ゴーシェ病における神経徴候[1-3]

　神経型ゴーシェ病では様々な神経症状を呈する．以下にその特徴を示す．

a　けいれん，ミオクローヌスてんかん

　本症に特異的なけいれん発作の特徴はない．けいれん発作に加え，ミオクローヌス，知的退行や失調を認める場合，進行性ミオクローヌスてんかん（progressive myoclonus epilepsy：PME）と臨床的に診断される．PME の鑑別疾患として，歯状核赤核ルイ体萎縮症，ミトコンドリア病，Lafora 病，神経セロイドリポフスチン症，シアリドーシスや GM$_2$ ガングリオシドーシスなどがあげられる．3 型の中で N188S のヘテロ接合を有する場合，10 代にミオクローヌスてんかんで発症し，肝脾腫や血小板減少症が軽度で，残存酵素活性も比較的高値であることが知られている．

b　不随意運動

　錐体外路症状として，ジストニア，アテトーゼなどの不随意運動を認める．

c　失調

　本症の病理学的所見では小脳歯状核での神経細胞の脱落，貪食像が知られており，小脳失調を認める．

d　眼球運動失行

　水平性眼球運動障害が最も多く，幼少期から出現することが多い．3 型では軽微なため，成人期に指摘される例も少なくない．滑動性眼球運動（smooth pursuit）は保たれるが，衝動性眼球運動（saccade）が障害され，眼球運動失行を認める．注視の際，眼球運動に先行して頭部を振り視線を合わせる代償行為である "head thrusting" を約半数の患者に認める．眼球運動直前の過剰な瞬目（excessive blinking）や眼球を弓状に上転させながら水平性追視を行うような代償運動を認めることもある．水平性眼球運動障害に加え，垂直性眼球運動障害，斜視，眼瞼下垂を伴うこともある．

e　喉頭けいれん，嚥下障害

　2 型で幼少期より認める症状であり，脳幹機能障害に起因する．嚥下障害は誤

嚥性肺炎をきたし，生命予後を左右する神経症状である．

2　神経学的検査

a　頭部画像所見

神経型である 2 型，3 型では非特異的な脳萎縮所見を呈するのみである．3c 型では水頭症を呈する．Shiihara らの検討[4]では，水頭症を呈する 3 型の症例を臨床的・病理学的に検討し，MRI 所見および脳槽造影所見より交通性水頭症と診断されている．

b　脳波

本症に特異的な脳波所見はない．覚醒時の基礎波の徐波化，多焦点性あるいは全般性の棘波，多棘徐波を認める．光刺激賦活により光突発反応や光感受性発作が誘発される．

c　神経生理検査

体性感覚誘発電位（somatosensory evoked potentials：SEP）や視覚誘発電位（visual evoked potentials：VEP）では潜時の延長や皮質過敏性を反映した巨大電位（giant SEP，giant VEP）を認めることがある．聴性脳幹反応（auditory brainstem response：ABR）は，本症に特徴的な所見を呈する．聴覚が正常に保たれている場合でも，I ～ III 波の潜時延長や，III 波以降の波形消失（III 波や V 波の振幅低下や平坦化）を認める．

d　眼球運動の評価

診察に対して協力が得られる年齢では，衝動性および滑動性眼球運動を診察ないしは眼振計測装置にて評価可能である．乳幼児では診察協力を得ることが難しいため，視運動性眼振（生後 1 か月以上で通常は manual spinning にて誘発可能）や前庭眼反射の消失（locking-up）が saccadic initiation failure の簡便な評価法として有用である[5,6]．

［文　　献］

1) Lal TR, *et al*：The spectrum of neurological manifestations associated with Gaucher disease. *Diseases* 2017；**5**：pii：E10.
2) Kraoura I, *et al*：A French experience of type 3 Gaucher disease：Phenotype diversity and neurological outcome of 10 patients. *Brain Dev* 2011；**33**：131-139.
3) Tylki-Szymanska A, *et al*：Neuronopathic Gaucher disease：demographic and clinical features of 131 patients enrolled in International Collaborative Gaucher Group Neurological Outcomes Subregistry. *J Inherit Metab Dis* 2010；**33**：339-346.
4) Shiihara T, *et al*：Communicatind hydrocephalus in a patient with Gaucher's disease type 3. *Pediatr Neurol* 2000；**22**：234-236.
5) Harris CM, *et al*：Intermittent horizontal saccade failure（'ocular motor apraxia'）in children. *Br J Ophthalmol* 1996；**80**：151-158.
6) Garbutt S, *et al*：Comparison of the main sequence of reflexive saccades and the quick phases of optokinetic nystagmus. *Br J Ophthalmol* 2001；**85**：1477-1483.

III ゴーシェ病の治療（総論）

CQ 6 わが国で保険適用されているゴーシェ病の治療にはどのようなものがあるか？

要約

　現在，保険適用されているゴーシェ病の治療には，酵素補充療法（ERT），基質合成抑制療法（SRT），造血幹細胞移植（HSCT）がある．ERT は，長期的な臨床成績が集積されており，標準的な治療法として確立されている．SRT は，今後，1 型の成人患者，あるいは ERT で病状が安定化している患者に対し利便性の向上が期待されている．

[解　説]

1　酵素補充療法（ERT）

　ゴーシェ病は，細胞内ライソゾーム内のグルコセレブロシダーゼが遺伝的に欠損，または活性が低下しているために糖脂質（主にグルコシルセラミド）を分解することができず，肝臓，脾臓，骨髄のマクロファージなどにグルコシルセラミドが蓄積する疾患である．酵素補充療法（enzyme replacement therapy：ERT）は，欠損している酵素を糖鎖修飾することによって細胞内に取り込まれやすいよう製剤化して体外から点滴で補充し，蓄積しているグルコシルセラミドを分解・代謝する治療法である[1,2]．現在，ERT の治療薬としては，1998 年に承認されたイミグルセラーゼ（セレザイム®）と，2014 年に承認されたベラグルセラーゼアルファ（ビプリブ®）の 2 つの製剤がある．

　1996 年に国内初のゴーシェ病 1 型に対する治療薬としてアルグルセラーゼ（ヒト胎盤由来）が，その後 1998 年にイミグルセラーゼ（遺伝子組換え）が承認を受けてから，これまでに日本人ゴーシェ病患者約 150 名に投与されており，市販後 8 年間の有効性と安全性が報告されている[3]．有効性の解析対象となった 51 例において，ヘモグロビン値，血小板数，肝臓容積，脾臓容積，アンジオテンシン変換酵素（ACE）値，総酸性ホスファターゼ（ACP）値を指標として検討したところ，いずれの指標も ERT 開始後から改善を認め，その効果は持続していた．安全性はイミグルセラーゼが投与された全例（110 例）を対象に解析され，110 例中 30 例（27.3%）に副作用がみられた．おもな副作用は，蕁麻疹 5 例（4.6%），発熱 4 例（3.6%），嘔吐および ACE 値増加が各 3 例（2.7%），ALT 上昇，頭痛および湿疹各 2 例（1.8%）であった．重篤な副作用としては，ゴーシェ病 2 型の 1 歳女児 1 例に

甲状腺機能低下症が認められた．また，IgG 抗体産生率と過敏症(アナフィラキ
シー様反応，搔痒感，蕁麻疹，血管浮腫，胸部不快感，呼吸困難，喘鳴，血圧低
下，チアノーゼ，発疹および潮紅)発症の関係についても検討されており，110
例中，過敏症を呈した患者は 22 例であったが，アナフィラキシー様反応の発症
は認めなかった．IgG 抗体検査を 110 例中 97 例で実施したところ，陽性例は 12
例(12.4%)で，過敏症が認められたのはそのうち 2 例(16.7%)であったが，陰性
例でも 85 例中 15 例(17.6%)に過敏性がみられており，抗体産生と過敏性発現の
関連性は明らかではなかった．

　海外では，ゴーシェ病国際共同研究グループ(Inernational Collaborative Gaucher
Group：ICGG)の Gaucher Registry(ICGGR)に登録されたデータの解析が行われて
いる．アルグルセラーゼもしくはイミグルセラーゼを投与されたゴーシェ病 1 型
患者のうち，757 例(脾臓摘出歴なし 557 例，脾臓摘出歴あり 200 例)について，
ヘモグロビン値，血小板数，脾臓および肝臓容積，骨痛，骨クリーゼの各指標に
ついて，初回投与から 10 年後の変化を解析したところ，ヘモグロビン値，血小
板数，肝臓容積，脾臓容積(脾臓摘出歴なし群)の有意な改善が認められ，現在ま
たは過去 30 日間の骨痛および骨クリーゼの頻度の有意な低下が認められた[4]．
また，1 か所以上の骨減少症などの骨病変，骨クリーゼの既往，その他の骨病理
的所見をもつゴーシェ病 1 型患者 33 例(年齢中央値 43 歳)に 48 か月の縦断的コ
ホート研究を実施し，イミグルセラーゼ治療による骨疾患の改善効果を調べたと
ころ，骨痛を訴えた割合は，投与前の 24/33 例(73%)から投与 6 か月の 15/31 例
(48%)と低下し，48 か月後も 40% と推移した．治療前に骨クリーゼが認められ
たのは 13 例(39%)で，そのうち 11 例では再発を認めなかった．腰椎，大腿骨頸
部の骨密度(BMD)は治療期間中，良好に推移し，骨形成を示すバイオマーカー[オ
ステオカルシン(BGP)，骨型アルカリホスファターゼ(BAP)]などの数値は有意
に増加した[5]．

　ベラグルセラーゼアルファもゴーシェ病 1 型未治療患者を対象とした第 I/II 相
試験のあとの 7 年間の延長試験に参加した 10 名(うち試験終了者 8 名)のデータ
がまとめられている．ベースラインと比較して，ヘモグロビン値，血小板数，脾
臓および肝臓容積が有意に改善し，その効果は 7 年間維持されていた．キトトリ
オシダーゼ(chitotriosidase)や CCL18 のレベルも同様に改善ならびに効果の維持
が認められた．安全性では，各患者ともに一度は有害事象を経験し，重篤な有害
事象は 4 例に認められたが，副作用は 1 例 2 件(骨痛と倦怠感)であった[6]．

　以上のように，国内外でゴーシェ病における ERT の長期的な臨床成績が集積
されており，標準的な治療法としてのエビデンスが構築されている．

2　造血幹細胞移植(HSCT)

　わが国では 1986 年に初めてゴーシェ病患者(2 歳女子)に対し造血幹細胞移植
(hematopoietic stem cell transplantation：HSCT)が実施された[7]．その後，1992 年
に国内で HSCT が保険適用になり，現在までに 4 例に対して実施されている．先

天代謝異常症に対する HSCT はすでに症状が完成しているような成人例では効果を期待できないことが多く，また，神経症状に関しては明らかな結論は得られていない．国内で移植が行われた 4 例とも低年齢時に行われている．骨髄移植が成功すれば，肝脾腫，血小板減少，骨痛などの症状の改善がみられるが，1 型に関しては，ERT の安全性，有効性が認められており，移植療法の適応に関しては，リスクベネフィットの慎重な検討が必要である（CQ 7，CQ 8 参照）．

3　基質合成抑制療法（SRT）

　基質合成抑制療法（substrate reduction therapy：SRT）は，低下している残存酵素活性と基質とのバランスをとるために，基質の合成を抑制することを目指した治療法である．この基質阻害の生物学的論理と，動物実験[8]，1995 年に報告された HIV 患者で実施された臨床試験での安全性データ[9]から，iminosugar N-butyldeoxynojirimycin（OGT918）という低分子化合物が，糖脂質蓄積症の経口治療薬として有用性があることが示唆された．その後，ゴーシェ病 1 型での臨床試験が実施され[10-13]，ミグルスタット（ブレーザベス®）として，2003 年に EU とカナダ，2004 年に米国で承認され，ERT の適応のないゴーシェ病 1 型に使用されているが，日本ではニーマン・ピック病 C 型のみが適応となっている．

　2015 年にエリグルスタット（サデルガ®）が日本において初めてゴーシェ病の SRT として承認された．エリグルスタットは，貧血，血小板減少症，肝脾腫および骨症状の改善を認め[14-16]，新たに診断された 1 型の成人患者，あるいは ERT で病状が安定化している患者に対し利便性の向上が期待されている．

　一方で，投与にあたってエリグルスタットは種々の併用禁忌薬剤や注意事項が存在することを理解する必要がある．エリグルスタットは肝臓チトクローム P450（CYP）2D6 により高度に，CYP3A1 によりその一部が代謝されるため，本剤を投与する際には事前に CYP2D6 の遺伝子多型を確認し，その表現型によりエリグルスタットの適応の有無や投与量の調整を行う必要がある（図 1，図 2）．CYP2D6 の表現型は，① extensive metabolizer（EM），② intermediate metabolizer（IM），③ poor metabolizer（PM），④ ultra-rapid metabolizer（URM），⑤判別不能の 5 つに分類される．PM のように CYP2D6 の代謝活性が低い場合，薬剤の分解が十分に行われないため，投与量の減量が必要になる．URM のように代謝活性が非常に高い場合は，薬剤を投与してもすぐに分解されてしまうので，投与効果が十分に発揮されない．そのため，エリグルスタットでは，EM と IM では，併用禁忌薬剤がない場合に通常投与としてエリグルスタット 1 回 100mg，1 日 2 回投与を行い，PM では併用禁忌薬剤がない場合に慎重投与としてエリグルスタット 1 回 100mg，1 日 1 回を目安として投与する．一方で，URM，もしくは判別不能の場合は投与を避けることとなっている．なお，わが国で CYP2D6 遺伝子多型検査は保険未収載であるため（2020 年 1 月現在），ゴーシェ病患者を適応とした先進医療によって実施されているが，検査可能な施設は 2 施設のみであり，検査対象の年齢は 16 歳以上である（詳細は後述の補足事項を参照）．

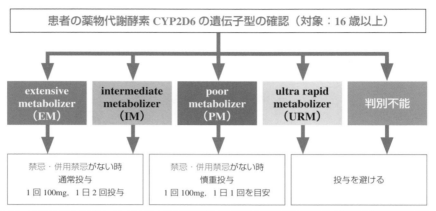

図1 薬物代謝酵素 CYP2D6 の遺伝子多型の確認

　加えて，CYP2D6 阻害薬や CYP3A 阻害薬との併用には厳重な注意が必要である．特にクラス Ia と III に分類される抗不整脈薬やベプリジル塩酸塩は併用禁忌薬である．その他の薬剤によっても血中濃度を上昇しうるので，併用薬剤は事前に確認しておくことが必須である．治療開始後も処方のたびに，新規併用薬について確認を行う．また，薬剤ではないが，グレープフルーツジュースの摂取も本剤の血中濃度が上昇し，作用が増強されるおそれがあるため，控えるべきである．

　また，副反応として最も注意すべきは，心毒性であり，不整脈や失神の既往を事前に確認し，定期的な心電図検査を行う．特に QT 延長症候群やクラス Ia や III の抗不整脈薬を投与されている場合は，エリグルスタットを投与してはならない．また，挙児希望や授乳される場合も投与してはならない．

・補足事項：*CYP2D6* 遺伝子多型検査は，東京慈恵会医科大学附属病院ならびに大阪市立大学医学部附属病院において先進医療 A として実施されている（2020 年 1 月現在）
・問い合わせ先：東京慈恵会医科大学附属病院医療連携室[03-5400-1202（ダイヤルイン），ゴーシェ病患者の薬物代謝酵素 CYP2D6 の遺伝子型の確認（対象：16 歳以上）]，大阪市立大学医学部附属病院地域医療連絡室[06-6645-2877（直通），ゴーシェ病患者の薬物代謝酵素 CYP2D6 の遺伝子型の確認．診療外来受診希望（担当：瀬戸）]

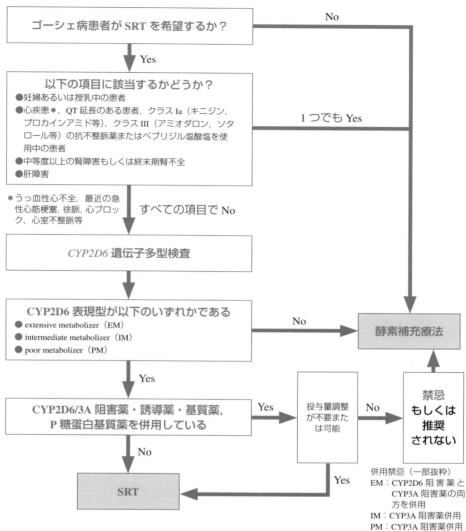

図2　基質合成抑制療法（SRT）適応患者の選択アルゴリズム
（Balwani M, *et al*：*Mol Genet Metab* 2016；**117**：95-103 より改変）

［文　献］

1）Desnick RJ：Enzyme replacement and enhancement therapies for lysosomal diseases. *J Inherit Metab Dis* 2004；**27**：385-410.

2）Hollak CEM, *et al*：Clinically relevant therapeutic endpoints in type I Gaucher disease. *J Inherit Metab Dis* 2001；**24**：97-105.

3）井田博幸，他：日本人ゴーシェ病（Ⅰ型，Ⅱ型およびⅢ型）患者に対するセレザイムの8年間の製造販売後調査結果による有効性と安全性の検討．小児科診療 2013；**8**：1325-1334.

4）Weinreb NJ, *et al*：Long-term clinical outcomes in type 1 Gaucher disease following 10 years of imiglucerase treatment. *J Inherit Metab Dis* 2013；**36**：543-553.

5）Sims KB, *et al*：Improvement of bone disease by imiglucerase（Cerezyme）therapy in patients with skeletal manifestations of type 1 Gaucher disease：results of a 48-month longitudinal cohort study.

Clin Genet 2008；**73**：430-440.

6）Zimran A, *et al*：Seven-year safety and efficacy with velaglucerase alfa for treatment-naïve adult patients with type 1 Gaucher disease. *Am J Hematol* 2015；**90**：577-583.

7）加藤俊一：先天代謝異常症に対する骨髄移植療法. 小児科 1996；**37**：1487-1494.

8）Frances M, *et al*：Substrate reduction therapy in mouse models of the glycosphingolipidosis. *Phil Trans R Soc Lond B Biol Sci* 2003；**358**：947-954.

9）Tierney M, *et al*：The tolerability and pharmacokinetics of N-butyl-deoxynojirimycin in patients with advanced HIV disease（ACTG100）. The AIDS Clinical Trials Group（ACTG）of the National Institute of Allergy and Infectious Diseases. *J Acquir Immune Defic Syndr Hum Retrovirol* 1995；**10**：549-553.

10）Timothy C, *et al*：Novel oral treatment of Gaucher's disease with N-butyldeoxynojirimycin（OGT 918）to decrease substrate biosynthesis. *Lancet* 2000；**355**：1481-1485.

11）Rene H, *et al*：Low-Dose N-Butyldeoxynojirimycin（OGT 918）for Type I Gaucher Disease. *Blood Cells Molecules and Diseases* 2002；**28**：127-133.

12）Elstein D, *et al*：Sustained therapeutic effects of oral miglustat（Zavesca, N-butyldeoxynojirimycin, OGT 918）in type I Gaucher disease. *J Inherit Metab Dis* 2004；**27**：757-766.

13）Gregory MP, *et al*：An Open-Label, Noncomparative Study of Miglustat in Type I Gaucher Disease：Efficacy and Tolerability Over 24 Months of Treatment. *Clinical Therapeutics* 2005；**27**：1215-1227.

14）Lukina E, *et al*：Eliglustat, an investigational oral therapy for Gaucher disease type 1：Phase 2 trial results after 4years of treatment. *Blood Cells Mol Dis* 2014；**53**：274-276.

15）Mistry PK, *et al*：Effect of oral eliglustat on splenomegaly in patients with Gaucher disease type 1：the ENGAGE randomized clinical trial. *JAMA* 2015；**313**：695-706.

16）Cox TM, *et al*：Eliglustat compared with imiglucerase in patients with Gaucher's disease type 1 stabilised on enzyme replacement therapy：a phase 3, randomised, open-label, non-inferiority trial. *Lancet* 2015；**385**：2355-2362.

CQ 7　治療法の選択はどのようにしたらよいか？

要約

● わが国では酵素補充療法（ERT），基質合成抑制療法（SRT），造血幹細胞移植（HSCT）が治療法として保険収載されている．

● ERT はわが国において年齢・病型を問わず，第一選択の治療法である．

● SRT は経口薬の利点があるが，適応は 16 歳以上に限られる．また，適応や投与量を決定するため，治療開始前に *CYP2D6* 遺伝子多型検査が必須である．

● HSCT は，そのリスク等を考慮すると現時点では治療選択肢の優先順位は ERT，SRT に次ぐ．適応病型や最適な実施時期など，患者毎の治療法選択の最適化に向けたさらなる検討が今後必要である．

［解　説］

1　酵素補充療法（ERT）

　酵素補充療法（enzyme replacement therapy：ERT）は，長期使用実績に基づく有効性と安全性のエビデンス，そして比較的安全にどの施設でも実施可能なことから，年齢・病型を問わず，わが国において治療開始時の第一選択の治療法である．なお，欧米では ERT は 1 型に適応が限られていることから，わが国と異なるコンセンサスや勧告が提唱されている[1,2]．神経症状に対する ERT の効果は限定的だが，3 型の生命予後の改善に寄与していることが示唆されている（**CQ 11** 参照）．また 2 型に関しても，全身症状（肝脾腫や貧血，血小板減少症）の改善効果は他の病型と同様に認められることが臨床現場ではしばしば経験される．一方で，ERT を行うことによってデメリット［点滴投与に伴う疼痛，定期的な来院負担，infusion associated reaction（IAR）等］や様々な倫理的観点もあるため，ERT を使用しないという選択に関して，本ガイドラインではその方針を否定するものではない．患者毎の様々な状況に合わせて適応を検討する．

2　基質合成抑制療法（SRT）

　基質合成抑制療法（substrate reduction therapy：SRT）は，経口薬という大きな利点があるが，その使用にあたり適応や投与量を決定するため，*CYP2D6* 遺伝子多型検査が必須であることや併用薬への注意が必要である（**CQ 6** 参照）．SRT の効果に関して，ERT によって症状が安定した 1 型患者に対して SRT に切り替え投与を行い，ERT との非劣性ならびに長期（4 年）の切り替え後の安定性が示されており，1 型患者の維持療法として有用である[3,4]．また，欧米のゴーシェ病エキスパートらによる推奨[5,6]では，成人 1 型患者に対して，SRT は ERT と同様に第一選択薬としての位置づけを示しているが，欧米のエビデンスをそのまま日本人に用いる際には注意を要する．欧米患者の多くは日本人には認めない軽症型変異（N370S）を有している．この遺伝子変異の偏りは，欧米と日本人のゴーシェ病 1 型患者における臨床的重症度の差（欧米では成人発症例が多いのに対し，日本人

症例は小児期発症が多く，肝脾腫や骨症状も重篤な傾向)[7]に関連すると考えられている．そのため，日本人 1 型患者に対する SRT の治療効果はより慎重に評価する必要があり，日本人のデータ集積が待たれる．なお，エリグルスタットの適応は「ゴーシェ病の諸症状(貧血，血小板減少症，肝脾腫および骨症状)の改善」であり，パーキンソン症状を含む神経症状に対する効果は期待できない[8]．エリグルスタットは血液脳関門の排出トランスポーターである P 糖蛋白の基質であるため，薬剤の髄液への移行性が極めて低いためである．また，本剤の臨床試験はすべて 16 歳以上で実施されていることに加え，*CYP2D6* 遺伝子多型検査の対象も 16 歳以上とされていることから，エリグルスタットの現時点での適応は 16 歳以上の 1 型患者である．適応拡大に向けて，小児 1 型患者に対する臨床試験(ELIKIDS study)が実施中である(2021 年 1 月現在)．

3　造血幹細胞移植

　造血幹細胞移植(hematopoietic stem cell transplantation：HSCT)のゴーシェ病に対する治療位置づけについては **CQ 8** に記載する．HSCT の利点としては，①ERT や SRT のように終生継続して治療を行う必要がなくなり，医療経済の点からも好ましい，②神経症状に対して進行抑制ないしは改善することが期待されるという点である．しかしながら，致命的合併症の生じる可能性もあり，そのメリットとデメリットならびに全身状態に留意して行う必要がある．したがって，HSCT の治療選択肢における優先順位は ERT，SRT に次ぐものと位置づける．なお，これまでの移植例に関して，日本では 4 例，国際的には約 50 例の報告がある[9]．

［文　　献］

1) Vellodi A, *et al*：Management of neuronopathic Gaucher disease：a European consensus. *J Inhert Metab Dis* 2001；**24**：319-327.

2) Vellodi A, *et al*：Management of neuronopathic Gaucher disease：revised recommendations. *J Inhert Metab Dis* 2009；**32**：660-664.

3) Cox TM, *et al*：Eliglustat compared with imiglucerase in patients with Gaucher's disease type 1 stabilized on enzyme replacement therapy：a phase 3, randomized, open-label, non-inferiority trial. *Lancet* 2015；**385**：2355-2362.

4) Cox TM, *et al*：Eliglustat maintains long-term clinical stability in patients with Gaucher disease type 1 stabilized on enzyme therapy. *Blood* 2017；**129**：2375-2383.

5) Balwani M *et al*. Recommendations for the use of eliglustat in the treatment of adults with Gaucher disease type1 in the United States. *Mol Genet and Metab* 2016；**117**：95-103.

6) Belmatoug N, *et al*：Management and monitoring recommendations for the use of eliglustat in adults with type 1 Gaucher disease in Europe. *Eur J Intern Med* 2017；**37**：25-32.

7) Ida H, *et al*：Type 1 Gaucher disease：phenotypic expression and natural history in Japanese patients. *Blood Cells Mol* 1998；**24**：73-81.

8) サデルガ® カプセル 100 mg 医薬品インタビューフォーム(2019 年 3 月改訂，第 5 版)．

9) 加藤俊一：造血幹細胞移植．ゴーシェ病 Up Date．診断と治療社，2016：106-115.

CQ8　ゴーシェ病に対する造血幹細胞移植の位置づけは？

要約

● 同種造血幹細胞移植（HSCT）により造血機能は正常化し，骨痛の消失や病的骨折の治癒が得られる．

● HSCT は神経型ゴーシェ病に対して奏効した例もあるが，移植時期の検討が必要である．

● 近年，HSCT の成績は向上し安全性は高くなったが，一部に致命的合併症が生じる可能性は否定できない．

［解　説］

　造血幹細胞移植（hematopoietic stem cell transplantation：HSCT）後はドナー由来の造血細胞から供給されるグルコセレブロシダーゼにより永続的な酵素活性の正常化が得られ，グルコセレブロシドの代謝異常は是正される[1]．その結果，骨髄，骨，細網内皮系に蓄積したゴーシェ細胞は消失し，造血機能の正常化，骨痛の消失や病的骨折の治癒が得られる[2]．ドナー細胞の生着を維持した長期生存例においてはゴーシェ病の臨床症状の再燃を認めず，極めて良好な QOL を得ることができる[3]．また，酵素補充療法（enzyme replacement therapy：ERT）のように継続的な医療を必要とせず，医療経済的にも優れている．

　HSCT ではドナー由来のマクロファージが遊走し，中枢神経においてはミクログリア細胞やアストロサイトに分化し，傷害された組織の修復に寄与するとされており[4]，実際にムコ多糖症Ⅰ型などでは中枢神経系への著明な効果が証明されている[5]．神経型ゴーシェ病に対する HSCT の効果は一定していないものの，明らかな有効例も報告されている．HSCT に先行して脾臓摘出が行われることが多く，その結果3型（Norrbottnian type）のゴーシェ病では急速に中枢神経障害が進行したこともあるが，HSCT 後には中枢神経障害の進行が停止したり，完全に回復した4例も報告されている[1,2,6]．ムコ多糖症Ⅰ型に対する HSCT では移植時年齢が16か月未満，発達指数が85以上の場合に良好な発達が維持され，進行期では効果が乏しいことから[5]，ゴーシェ病においても非可逆的な中枢神経障害のない時期での移植が必要であり，その至適時期についてはさらなる検討が必要である．

　HSCT の安全性や移植成績の向上には，移植前処置関連毒性の軽減，移植片対宿主病（graft-versus-host disease：GVHD）の制御，重症感染症の予防・治療が重要である．ガイドラインに基づく移植前処置の採用と，高精度の HLA 検査法による適合性の高いドナーの選択，さらに間葉系幹細胞治療など新規免疫抑制剤の開発により，前処置関連毒性や GVHD が直接死因となることは稀になった[7]．感染症対策では，新規の抗ウイルス薬，抗真菌薬の開発に加え，サイトメガロウイルス（CMV）など既感染ウイルスの再活性化を早期に把握する検査（リアルタイム PCR 法，CMV 抗原血症法等）と早期治療の導入で，ほぼ克服されている．しかし，

GVHD の重症化，高度耐性菌（真菌），耐性ウイルスの合併は，個々の症例において移植前には予想が困難であり，一部で致命的合併症となる可能性は否定できない．

[文　　献]

1）Young E, *et al*：Plasma chitotriosidase activity in Gaucher disease patients who have been treated either by bone marrow transplantation or by enzyme replacement therapy with alglucerase. *J Inherit Metab Dis* 1997；**20**：595-602.

2）Ringden O, *et al*：Ten years' experience of bone marrow transplantation for Gaucher disease. *Transplantation* 1995；**59**：864-870.

3）Ringden O, *et al*：Allogeneic hematopoietic stem cell transplantation for inherited disorders：experience in a single center. *Transplantation* 2006；**81**：718–725.

4）Krivit W, *et al*：Bone marrow transplantation as effective treatment of central nervous system disease in globoid cell leukodystrophy, metachromatic leukodystrophy, adrenoleukodystrophy, mannosidosis, fucosidosis, aspartylglucosaminuria, Hurler, Maroteaux-Lamy, and Sly syndromes, and Gaucher disease type III. *Curr Opin Neurol* 1999；**12**：167-176.

5）Aldenhoven M, *et al*：Long-term outcome of Hurler syndrome patients after hematopoietic cell transplantation：an international multicenter study. *Blood* 2015；**125**：2164-2172.

6）EriksonA, *et al*：Clinical and biochemical outcome ofmarrowtransplantation for Gaucher disease of the Norrbottnian type. *Acta Paediatr Scand* 1990；**79**：680-685.

7）Aldenhoven M, *et al*：Hematopoietic cell transplantation for mucopolysaccharidosis patients is safe and effective：results after implementation of international guidelines. *Biol Blood Marrow Transplant* 2015；**21**：1106-1109.

CQ 9　診断時ならびにフォローアップ評価をどのように行うか？

要約

● 主要症状である，臓器腫大，血液学的異常，骨症状の評価を行う．

● 経過中に神経型へ移行する症例もあり，発達評価，神経学的評価はいずれのタイプであっても必須である．

● 肺病変，消化器症状は稀ではあるが生命予後に重大な影響を及ぼすため，注意が必要である．

[解　説]

　診断時には主要症状である臓器腫大（肝脾腫），血液学的異常（貧血，血小板減少症），骨症状の評価を行い，症状の有無ならびに重症度を評価する（**CQ 4**，**CQ 10** 参照）．また，初診時に神経症状がなくとも，のちに神経症状が出現し，1 型から 3 型へ再分類される症例もあるため，神経症状の出現や変化を定期的に評価する必要がある（**CQ 5**，**CQ 20** 参照）．わが国における治療開始後の評価項目とそのタイミングを**表 1** に示す．治療後の評価タイミングは治療目標に到達したかどうか（**CQ 10** 参照）によって変わってくるため，治療目標を意識して継続フォローを行う．これらに加えて，合併症の出現・進行が疑われる場合には随時検査（**表 2**）を行う[1-3]．

　また，頻度は高くないものの生命予後に重大な影響を及ぼす症状として肺病変（すりガラス状陰影，肺高血圧症）と消化器症状（腸間膜リンパ節の腫脹，蛋白漏出性胃腸症）があり，長期的には，パーキンソン病，固形腫瘍（肝細胞癌，腎細胞

表 1 ゴーシェ病治療中のモニタリング項目

定期評価項目	検査タイミング
診察	—
身長，体重，肝脾腫	3 か月毎
神経学的診察	6 か月毎
血液検査	—
血算	3 か月毎
バイオマーカー	—
ACE	3 か月毎
TRACP-5b	6 か月毎
生化学（肝腎機能，電解質，骨代謝）	3 〜 6 か月毎
画像検査	—
MRI（腹部，骨）	腹部：1 年毎
	骨：1 〜 2 年毎
骨密度検査（DEXA 法，腰椎・大腿）	1 〜 2 年毎
神経生理検査（脳波，聴力，ABR）	1 年毎

ACE：アンジオテンシン変換酵素，TRACP-5b：酒石酸抵抗性酸ホスファターゼ，DEXA：dual-energy X-ray absorptiometry，ABR：聴性脳幹反応．

表2 合併症の診断・評価のために必要に応じて行う検査

検査	タイミング
骨単純 X 線検査	特に急性骨クリーゼ発症時，骨折が疑われる場合.
胸部単純 X 線検査	肺病変のモニタリング．すりガラス状陰影を認める場合は CT での評価も検討.
腹部超音波検査	胆石，門脈圧亢進症，慢性肝疾患，腎病変 / 石灰化評価，肝脾腫の評価．成人では MRI が望ましいが，小児では鎮静の必要性が出てくるため，症例毎に超音波または CT での評価も検討.
心血管系評価（胸部単純写真，心電図，心臓超音波検査，肺機能検査，心臓カテーテル検査）	肺高血圧症や心筋症合併症，肺合併症を疑う場合.

癌等）や血液腫瘍（リンパ腫，ミエローマ等）アミロイドーシス，糖尿病などの発症に注意を要する[4].

　無症候性症例の場合は 1 年毎に評価を行い，重症型の遺伝子変異を有する場合には 6 か月毎の定期検査を行う.

［文　　献］

1）Martins AM, *et al*：Recommendations on diagnosis, treatment, and monitoring for Gaucher disease. *J Pediatr* 2009；**155**（4 suppl）：S10-18.
2）Kaplan P, *et al*：Revised recommendations for the management of Gaucher disease in children. *Eur J Pediatr* 2013；**172**：447-458.
3）Balwani M, *et al*：Recommendations for the use of eliglustat in the treatment of adults with Gaucher disease type 1 in the United States. *Mol Genet Metab* 2016；**117**：95-103.
4）Biegstraaten M, *et al*：Management goals for type 1 Gaucher disease：An expert consensus document from the European working group on Gaucher disease. Blood Cells, *Mol Dis* 2018；**68**：203-208.

CQ 10 ゴーシェ病の治療目標とは？

要約

- ゴーシェ病に対する酵素補充療法（ERT）ならびに基質合成抑制療法（SRT）の治療目標および評価について，貧血，血小板減少症，肝腫大，脾腫，骨病変，小児患者における成長発達，肺障害および QOL の 8 項目に関して，短期的および長期的治療目標が提言された．

- 治療の実施・継続にあたっては，これらの治療目標の達成を意識し，定期的に治療の評価を行うことが望ましい．

［解　説］

　2003 年 10 月 23 日，アムステルダムで Global Experts Meeting on Therapeutic Goals for the Treatment of Gaucher Disease が開催され，ゴーシェ病患者の診療を行う各領域の専門家が集まり，国際ゴーシェ病レジストリーの患者データや論文などを参考に，貧血，血小板減少症，肝腫大，脾腫，骨病変，小児患者における成長発達，肺障害および QOL の 8 項目でゴーシェ病患者の酵素補充療法（enzyme replacement therapy：ERT）に対する治療目標が設定された[1]．その後，ERT だけでなく基質合成抑制療法（substrate reduction therapy：SRT）がゴーシェ病治療において適応となり，SRT による治療効果や ERT や SRT による長期治療成績の報告もあり，これら研究結果や European Gaucher Alliance を通じたゴーシェ病患者の聞き取り調査を参考に，European Working Group on Gaucher Disease から ERT/SRT による短期的，長期的治療目標が Consensus document として報告された（表 1）[2]．実際の臨床においては，この表に示す目標を参考に治療効果判定を行うことが有用である．

　加えて，ゴーシェ病に起因する慢性炎症と晩期合併症（悪性腫瘍，パーキンソン症状等）との関連からバイオマーカーの確立が重要視されている．ゴーシェ病におけるバイオマーカーについて，世界的には，血清中の CCL18 やキトトリオシダーゼ（chitotriosidase），グルコシルスフィンゴシン/Lyso-Gb1，glycoprotein non-metastatic B（GPNMB），アンジオテンシン変換酵素（ACE），フェリチンなどがバイオマーカーとして測定されており，診断時の参考所見だけでなく，全身症状との相関や治療による低下も報告され，治療効果判定としても有用な可能性が高い[3-8]．また，神経型ゴーシェ病に対するバイオマーカーに関しても，髄液グルコシルスフィンゴシンや髄液 GPNMB などのバイオマーカーの有用性の探索が試みられている．GPNMB は神経型ゴーシェ病患者の髄液中で増加しており，マウスの実験ではグルコセレブロシダーゼ（GBA）活性に相関し変動することが報告され，神経型ゴーシェ病患者のバイオマーカーとして重症度予測や治療効果判定に有効な可能性がある[9]．いずれのバイオマーカーも一般的に測定可能なものは少なく，現時点で臨床への応用は研究段階であるが，その臨床的意義，マーカーとしての有用性も含め今後の研究が待たれる．

表1 ゴーシェ病の治療目標

項目	短期的治療目標	長期的治療目標
貧血	・12 ～ 24 か月以内のヘモグロビン値上昇. 　女性と小児：≧ 11.0 g/dL 　男性　　　　：≧ 12.0 g/dL ・輸血依存の解消.	・治療開始後 12 ～ 24 か月で改善されたヘモグロビン値の維持. ・倦怠感，呼吸苦，狭心痛の軽減.
血小板減少症	・全患者：治療開始後 1 年で，手術，産科的出血，突発的な出血の予防に十分な血小板数の増加. ・脾臓摘出後患者：治療開始 1 年以内に血小板数の正常化. ・正常の脾機能患者：治療開始 3 年以内に血小板数 10 万/μL 以上.	・血小板数 10 万/μL 以上を維持. ・血小板低下，血小板欠損，凝固異常に伴う出血傾向の軽減. ・脾臓摘出の回避（致死的な出血時には必要かもしれない）.
肝腫大	・肝容積を 1, 2 年以内に正常の 1.0 ～ 1.5 倍へ減少. ・肝容積を 1, 2 年以内に 20 ～ 30% 減少，3 ～ 5 年以内に 30 ～ 40% 減少.	・肝容積を 1, 2 年以降も（ほぼ）正常容積で維持. ・肝線維化，肝硬変，門脈圧亢進の予防.
脾腫	・脾容積を 1 ～ 2 年以内に正常の 2 ～ 8 倍以下に減少. ・脾容積を 1 年以内に 30 ～ 50% 減少し，2 ～ 5 年以内に 50 ～ 60% 減少. ・脾腫に伴う症状の緩和（腹部膨満，食後早期の腹満，新たな脾梗塞）. ・脾機能亢進の解消.	・脾容積を 1, 2 年以降も正常の 2 ～ 8 倍以下で維持.
骨病変	・不可逆的骨病変に関連しない骨痛を 1 ～ 2 年以内に軽減または解消. ・骨密度（BMD）の改善. 　小児：正常または理想的な最大骨量を得る. 　成人：ベースラインの T スコア− 2.5 SD 以下の患者において治療開始 2 年で BMD の増加を得る. ・治療前に重度な不可逆的骨病変のない患者において局所スコアリング法（bone marrow burden score や Düsseldorf Gaucher score）で計測した骨髄病変の軽減.	・無腐性骨壊死，骨クリーゼ，骨梗塞，病的骨折などの骨合併症の予防. ・骨量減少，骨粗鬆症の予防 [BMD T スコア（DEXA 法）>−1 SD の維持]. ・骨痛に対しての慢性的な鎮痛剤使用の回避. ・正常な活動性の維持，（診断時にすでに障害されている場合は）活動性の改善.
成長障害	・治療開始 2 年以内に，標準母集団や両親の身長から得られた target height に準じた身長増加など成長の正常化.	・年齢相当の思春期の発来.
肺障害	・肝肺症候群と酸素依存性からの脱却. ・（ERT ＋補助療法により）肺高血圧症の改善.	・肺病変の予防や改善（肺高血圧症や肝肺症候群）.
QOL	・治療開始 2, 3 年以内に検証済 QOL スコアのベースラインからの改善（疾患重症度に応じて異なる）.	・検証済スコアで計測した良好な QOL の維持.
予後	・検証済倦怠感スコアで計測した倦怠感の軽減. ・通常の日常生活を送り，機能的役割を果たせるための身体機能の改善と回復.	・学校や社会生活の正常な参加. ・長期治療による精神社会的負担の低減. ・生命予後の正常化. ・妊娠，出産時のゴーシェ病関連合併症の予防.

（Pastores GM, *et al*：*Semin Hematol* 2004；**41**（suppl 5）：4-14 ／ Biegstraaten M, *et al*：*Blood Cells Mol Dis* 2018；**68**：203-208）

［文　献］

1） Pastores GM, *et al*： Therapeutic goals in the treatment of Gaucher disease. *Semin Hematol* 2004； **41** （suppl 5）： 4-14.

2） Biegstraaten M, *et al*： Management goals for type 1 Gaucher disease： An expert consensus document from the European working group on Gaucher disease. *Blood Cells Mol Dis* 2018； **68**： 203-208.

3） Mekinian A, *et al*： Ferritinemia during type 1 Gaucher disease： mechanisms and progression under treatment. *Blood Cells Mol Dis* 2012； **49**： 53-57.

4） Stein P, *et al*： Hyperferritinemia and iron overload in type 1 Gaucher disease. *Am J Hematol* 2010； **85**： 472-476.

5） Hollak CE, *et al*： Marked elevation of plasma chitotriosidase activity. A novel hallmark of Gaucher disease. *J Clin Invest* 1994； **93**： 1288-1292.

6） Boot RG, *et al*： Marked elevation of the chemokine CCL18/PARC in Gaucher disease： a novel surrogate marker for assessing therapeutic intervention. *Blood* 2004； **103**： 33-39.

7） Rolfs A, *et al*： Glucosylsphingosine is a highly sensitive and specific biomarker for primary diagnostic and follow-up monitoring in Gaucher disease in a non-Jewish, Caucasian cohort of Gaucher disease patients. *PLoS One* 2013； **8**： e79732.

8） Murugesan V, *et al*： Validating glycoprotein non-metastatic melanoma B （gpNMB, osteoactivin）, a new biomarker of Gaucher disease. *Blood Cells Mol Dis* 2018； **68**： 47-53.

9） Zigdon H, *et al*： Identification of a biomarker in cerebrospinal fluid for neuronopathic forms of Gaucher disease. *PLoS One* 2015； **10**： e0120194.

IV ゴーシェ病の治療（各論）

1 全身症状（生命予後，肝脾腫，貧血，血小板減少症）

CQ 11　ERT はゴーシェ病患者の生命予後を改善するか？

推奨

❶ ERT は 1 型患者の生命予後を改善する可能性がある（推奨度 1，エビデンスレベル C）

❷ ERT が 2 型患者の生命予後を改善するかは，エビデンスが不十分であり不明である（推奨度 1，エビデンスレベル D）

❸ ERT は 3 型患者の生命予後を改善する（推奨度 1，エビデンスレベル B）

[付帯事項]

2 型患者の生命予後に対する ERT の効果に関しては，エビデンスとして採用できる論文はない．

[背景・目的]

近年，稀少疾患にあっても長期的な治療目標として治療介入による予後や QOL の改善を重要視するようになっている．そこでゴーシェ病の生命予後に対する酵素補充療法（enzyme replacement therapy：ERT）の治療効果を検証する．

[解説・エビデンス要約]

ERT による生命予後（死亡率の低下，生存期間の延長）の改善について，エビデンスとしてゴーシェ病 3 型に関する 2 件[1,2]のコホート研究が存在する．3 型の小児患者（12 名）の自然歴調査[3]では，平均 12 歳で死亡，22 年の経過観察で生存率は 5% であったのに対して，ゴーシェ病国際共同研究グループ（Inernational Collaborative Gaucher Group：ICGG）の Gaucher Registry（ICGGR）に登録された 3 型患者（126 例）において，ERT 開始後 20 年の生存率は 76% であった[1]．なお，死亡原因として，けいれん重積などの神経症状の進行や心症状が報告されている．

また，わが国の 3 型患者（42 例，ERT 未施行 7 例，ERT 施行 33 例，骨髄移植 2 例）に関するコホート研究[2]において，報告時の生存例は 27 例，死亡例は 15 例（ERT 未施行 6 例，ERT 施行 7 例）であった．死亡例において，ERT の有無による死亡時年齢の明らかな差は認められなかったが（ERT 未施行：平均 12.7 歳，ERT 施行：平均 11.8 歳），死亡率は ERT 施行群（33 例中 7 例）に比して ERT 未施

行群で高かった（7例中6例）．また，生存例27例に関しては，骨髄移植1例，未治療1例を除く25例（報告時の平均年齢18.2歳）に対して長期にERTが継続（投与期間は平均10.2年）されており，全身状態の安定化にERTが寄与していることが示唆される．

　ゴーシェ病1型に関しては，米国からのERT未施行患者の調査報告[4]によると，死亡時年齢は平均62.8歳であった．ERT施行患者の多くが現在も生存中であることから，ERTによる1型患者の生命予後の改善に関するエビデンスは現時点ではない．また，ゴーシェ病2型に関してもエビデンスとなる報告はなかった．

　ERTは患者のQOLを改善するかについてもシステマティックレビューを行ったところ，コホート研究が7件[5-11]報告されていた．Damiano[5]らは1型患者212例を対象にSF-36（36-item short form health）と健康関連QOLアンケートを実施し，より長期間（最長51か月）ERT投与を受けた患者のほうが良好なQOLを示すとした．Masekら[6]は1型患者25例を対象にSF-36を実施し，ERT前は正常対象より低得点であったが，ERT後18か月には7，8ポイント上昇し，24か月後には正常対照と差がなくなったと報告した．また，Weinrebら[7]は4年間の非盲検前向きコホート研究において，骨所見を有する1型患者32例にSF-36を施行し，ERT前のSF-36の得点は米国人正常対照より低値だったが，ERT開始1年目には骨痛が改善し，2年目には身体的健康のサマリースコアが有意に改善し（ERT開始前 45.3 ± 11.9，ERT2年目 50.2 ± 9.5，$p = 0.004$），その後4年目まで安定して維持された．一方で，2件[8,9]の報告ではERT施行前と後ではSF-36得点に有意な変化は認められないとした．

　QOLに関連して，ERTの妊娠・出産に関する影響については，いずれも1型に対して2件[12,13]のコホート研究があった．妊婦25例の検討[12]では，ERT施行例17例，ERT未施行例26例で生産がそれぞれ78.3％と86.0％であった．Gaucher Outcome Surveyに登録された453件の妊娠についての報告[13]では，ERT施行例117例，ERT未施行例336例の2群間で自然流産発生率や奇形を伴う児の出生などに有意差はなかった．また，これらの頻度は米国の一般人の発生率と同等であった．

　なお，害のアウトカムとして，ERTによる重篤な有害事象について，2件[14,15]のランダム化比較試験（randomized controlled trial：RCT）と7件のコホート研究/症例報告があった．RCTは，それぞれ同一製剤の投与量の比較[14]と2製剤間での非劣性試験[15]であった．1型患者に対するベラグルセラーゼアルファのイミグルセラーゼに対する非劣性試験[15]で死亡例はなく，抗体産生に関してはイミグルセラーゼ群で4例（うち1例はベラグルセラーゼアルファにも交叉反応あり）でベラグルセラーゼアルファ群は0例であった．治療を必要とする副反応［アレルギー皮膚炎，活性化部分トロンボプラスチン時間（APTT）延長等］は4例で認め，3例がベラグルセラーゼアルファ，1例はイミグルセラーゼであった．日本人のイミグルセラーゼ投与における8年間の有効性と安全性を報告したコホート研究[16]では，110例中30例（27.3％）に有害事象を認めているが，蕁麻疹，発熱，嘔吐，

頭痛などの軽微なものが大部分であった．過敏反応は 20.0% に認められたがアナフィラキシー様反応はなかった．IgG 抗体の発現率は 12.4% であったが，過敏症発生との関連は認められなかった．

[推奨を臨床に用いる際の注意点]

ゴーシェ病 2 型では，エビデンスとして採用できる報告はほとんどない．ゴーシェ病 1 型に関しては，欧米の症例とわが国を含めた東アジアの症例とはその重症度が異なると推定されることから（CQ 7 参照），欧米のエビデンスをそのまま日本人に用いる際には注意を要し，日本人患者に対する治療効果はより慎重に評価する必要がある．

[パネル会議・議決結果]

アウトカム全体に関するエビデンスの質として，集まった研究はバイアスリスクが全体的に高く，1 段階グレードダウンした．結果の非直接性に関しては，生命予後は 3 型しか論文がなく，QOL に関しては 1 型のみであり，QOL の評価法も条件の相違を認めたため，1 段階グレードダウンした．これらの結果より，全体的なエビデンスの確実性は，3 型は「B（中）」とした．1 型の患者は ERT を行っている患者の多くが生存しており，ERT を行われなかった症例との生存率の比較が十分できないため，3 型と比してエビデンスレベルは「C（弱い）」，文献のない 2 型は「D（とても弱い）」と評価された．

利益と害のバランスについて，ERT による重篤な有害事象の報告は多くなく，本 CQ において推奨度に影響は及ぼさないと判断した．

患者の価値観や好みに関しては，患者個人毎に多様であるため，治療法の選択は患者毎に異なることに留意する必要がある．

正味の利益とコストや資源のバランスに関しては，Dussen ら[17]が ERT と質調整生存年（quality adjusted life years：QALY）の延長について検討しており，ERT を受けている 1 型患者では 1 QALY，1 YFEOD（year free of end organ damage）の延長にそれぞれ 88 万ユーロ，43 万ユーロを要すと算出しており，社会が 1 QALY 当たりいくらまでの負担に合意するかは今後の検討課題であるとした．ERT は患者の QOL の改善に有用であることは明らかであるが，今後は費用効果比の検討が必要になっていくと思われる．しかしながら，難治性疾患に対する効果とこれらを勘案し，中等度のコストと判断した．

推奨のグレーディングに関して，ERT 治療により生存率が改善するかは，3 型以外は明確なエビデンスがないが，ERT の副作用が極めて軽微であること，そして QOL の改善に寄与する事が期待されることから，本 CQ に関して ERT は強い推奨（推奨度 1）とすることをパネル会議で全会一致した．

議決結果，可（10），不可（0），要修正（0）．

[関連する他の診療ガイドラインの記載]

　欧米のガイドライン[18, 19]では，2型へのERT投与は推奨されず，3型に関しても肝脾腫や血液学的異常が強い場合に推奨されている．しかしながら，わが国では適応が全病型であり，3型の生命予後の改善のみならず，2型に関しても全身症状の改善効果は他の病型と等しく認められることが臨床現場ではしばしば経験される．

[治療のモニタリングと評価]

　ERT開始後は，呼吸・循環モニター，血液学的検査などを用いて有害事象の有無を確認する．ERTの生存率に対する有効性の評価に関しては，カプラン・マイヤー法などで生存率曲線を作成し評価する．

[今後の研究の可能性]

　今後，1型患者のERT施行例の集積が進み信頼に足る生存曲線が作成されれば，ゴーシェ病1型の生存率に対するERTの効果を評価することができる．わが国の3型患者に関して臨床情報をさらに多く集積しその生存率を明確にできれば，欧米の症例との疾患の質的違いも明らかにできるものと思われる．

[文　　献]

1）El-Beshlawy A, *et al*：Long-term hematological, visceral, and growth outcomes in children with Gaucher disease type 3 treated with imiglucerase in the International Collaborative Gaucher Group Gaucher Registry. *Mol Genet Metab* 2017；**120**：47-56.

2）Tajima A, *et al*：Clinical and genetic study of Japanese patients with type 3 Gaucher disease. *Mol Genet Metab* 2009；**297**：272-277.

3）Svennerholm L, *et al*：Norrbottnian type of Gaucher disease--clinical, biochemical and molecular biology aspects：successful treatment with bone marrow transplantation. *Dev Neurosci* 1991；**13**：345-351.

4）Weinreb NJ, *et al*：Causes of death in 184 patients with type 1 Gaucher disease from the United States who were never treated with enzyme replacement therapy. *Blood Cells Mol Dis* 2018；**68**：211-217.

5）Damiano AM, *et al*：The health-related quality of life of adults with Gaucher's disease receiving enzyme replacement therapy：results from a retrospective study. *Qual Life Res* 1998；**7**：373-386.

6）Masek BJ, *et al*：Quality of life assessment in adults with type 1 Gaucher disease. *Qual of Life Res* 1999；**8**：263-268.

7）Weinreb N, *et al*：Imiglucerase（Cerezyme）improves quality of life in patients with skeletal manifestations of Gaucher disease. *Clin Genet* 2007；**71**：576-588.

8）Giraldo P, *et al*：Giralt Report of the Spanish Gaucher's disease registry：clinical and genetic characteristics. *Haematologica* 2000；**85**：792-799.

9）Wyatt K, *et al*：The effectiveness and cost-effectiveness of enzyme and substrate replacement therapies：a longitudinal cohort study of people with lysosomal storage disorders. *Health Technol Assess* 2012；**16**：1-543.

10）van Dussen L, *et al*：Cost-effectiveness of enzyme replacement therapy for type 1 Gaucher disease. *Orphanet J Rare Dis* 2014；**9**：51.

11）Hayes RP, *et al*：The impact of Gaucher disease and its treatment on quality of life. *Qual Life Res* 1998；**7**：521-534.

12）Elstein D, *et al*：Outcome of pregnancies in women receiving velaglucerase alfa for Gaucher disease. *J Obstet Gynaecol Res* 2014；**40**：968-975.

13）Lau H, *et al*：Reported outcomes of 453 pregnancies in patients with Gaucher disease：An analysis from the Gaucher outcome survey. *Blood Cells Mol Dis* 2018；**68**：226-231.

14）Gonzalez DE, *et al*：Enzyme replacement therapy with velaglucerase alfa in Gaucher disease：Results from a randomized, double-blind, multinational, Phase 3 study. *Am J Hematol* 2013；**88**：166-171.

15）Ben Turkia H, *et al*：Velaglucerase alfa enzyme replacement therapy compared with imiglucerase in patients with Gaucher disease. *Am J Hematol* 2013；**88**：179-184.

16）井田博幸，他：薬剤の臨床 日本人 Gaucher 病（I 型，II 型および III 型）患者に対するセレザイムの 8 年間の製造販売後調査結果による有効性と安全性の検討．小児科診療 2013；**76**：1325-1334.

17）Dussen L, *et al*：Cost-effectiveness of enzyme replacement therapy for type 1 disease. *Orphanet J Rare Dis* 2014；**9**：51. doi：10.1186/1750-1172-9-51

18）Kaplan P, *et al*：Revised recommendations for the management of Gaucher disease in children. *Eur J Pediatr* 2013；**172**：447-458.

19）Vellodi A, *et al*：Pediatric gaucher disease in England：Guidelines for assessment,monitoring and enzyme replacement therapy.
https://www.webarchive.org.uk/wayback/archive/20130328002449/http://www.specialisedservices.nhs.uk/library/23/Guidelines_for_paediatric_Gauchers_Disease.pdf

［資料一覧］

1　全身症状（生命予後，肝脾腫，貧血，血小板減少症）

CQ 12　ERT はゴーシェ病患者の肝脾腫を改善するか？

推奨

❶ ERT は 1 型患者の肝脾腫を改善する（推奨度 1，エビデンスレベル B）

❷ ERT は 2 型患者の肝脾腫を改善する（推奨度 1，エビデンスレベル D）

❸ ERT は 3 型患者の肝脾腫を改善する（推奨度 1，エビデンスレベル C）

[背景・目的]

　ゴーシェ病では，欠損酵素グルコセレブロシダーゼの基質であるグルコセレブロシドが肝臓，脾臓，骨髄などの組織マクロファージ内に蓄積することによって，肝脾腫が生じる．肝脾腫は小児のゴーシェ病患者で診断時に高率に認め，重要な症状である．

[解説・エビデンス要約]

　肝脾腫に関するランダム化比較試験（randomized controlled trial：RCT）は 1 件[1]，観察研究は 18 件あった．海外の報告が多く，1 型患者を対象とした研究が中心で，対照群の設定はない．肝脾腫の改善の評価は，肝脾容積の減少率や，治療目標の達成率での評価など，報告によって異なっていた．RCT[1]は 1 型患者を対象としたベラグルセラーゼアルファの用量群比較（45 単位/kg vs. 60 単位/kg）を目的とする単一群試験であり，両群ともにベースラインと比較して有意な肝脾容積の減少が報告されている．また，ゴーシェ病国際共同研究グループ（Inernational Collaborative Gaucher Group：ICGG）の Gaucher Registry（ICGGR）に登録された 1 型患者のうち，脾臓非摘出患者 195 例（男性 97 例，女性 98 例）を対象に，4 年後の治療目標達成のベンチマーク分析が報告されている[2]．ERT（イミグルセラーゼ）で治療後に，肝および脾容積が 4 年間で治療目標に達したのはそれぞれ 91%，79%であった．また神経型（2 型，3 型）患者に対する報告としては，Krug ら[3]が 1 型21 例，2 型 1 例，3 型 4 例を含む集団に対するイミグルセラーゼの有効性を報告している．また，日本人を対象とした井田らの報告[4]では，1 型患者 18 例，2 型患者 16 例，3 型患者 17 例を含む集団に対するイミグルセラーゼの有効性を報告しており，ERT 開始後 2 年では平均肝容積が 31%，平均脾容積が 59% の減少を認めた．肝脾腫改善の評価方法は統一されていないが，すべての報告で肝脾腫の改善が認められており，ERT による肝脾腫改善の効果は全病型で認められる．

[推奨を臨床に用いる際の注意点]

　ERT は 1 型患者に対して多くの治療報告があり，肝脾腫の改善は明らかであり，推奨される．2 型，3 型は報告症例数が少なく，その病型だけの報告がないためエビデンスレベルは 1 型に比して低いが，臨床的には 1 型と等しく推奨され

る.

[パネル会議・議決結果]

　アウトカム全体に関するエビデンスの質として，集まった研究はバイアスリスクおよび非直接性が全体的に高く，それぞれ 1 段階および 2 段階グレードダウンした．非一貫性に関しては，評価方法は異なるものの，すべての研究において主要評価項目として評価され，その結果に非一貫性を認めなかった．観察研究に関しては，介入による効果が大きいことから上昇要因とした．これらの結果から総合して，全体的なエビデンスの確実性は，1 型に関しては「B（中）」とした．また，エビデンスがやや数のうえで劣る 3 型は「C（弱い）」，エビデンスのない 2 型は「D（とても弱い）」とした．

　利益と害のバランスについて，ERT による重篤な有害事象の報告はなく（CQ 11 参照），本 CQ において推奨度に影響は及ぼさないと判断した.

　患者の価値観や好みに関しては，患者個人毎に多様であるため，治療法の選択は患者毎に異なることに留意する必要がある.

　正味の利益とコストや資源のバランスに関しては，非常に高額な治療となるが，難治性疾患に対する効果と勘案し，中等度のコストと判断した.

　推奨のグレーディングに関して，本 CQ は本来，基質合成抑制療法（substrate reduction therapy：SRT）との比較を行うことは意図していない．しかし，肝脾腫を改善する目的で治療を選択する場合，エビデンスレベルとしては同等であるが，ERT は使用年数が長く，豊富な使用経験があることから，現時点では強い推奨（**推奨度 1**）になるとパネル会議で全会一致した.

　議決結果，可（10），不可（0），要修正（0）.

[関連する他の診療ガイドラインの記載]

　南アフリカガイドライン 2011[5] でも，1 型および 3 型患者に対する肝脾腫への ERT の有効性と治療目標が掲げられており，重症度の高い症例に対する治療目標の達成度が低いことが記載されている．ブラジルスタディグループの推奨 2009[6] でも 1 型および 3 型に対する肝脾腫への ERT の有効性が記載されている．2011 年の英国のゴーシェ病ガイドライン[7, 8] では小児版，成人版の両方において，ERT の肝脾腫に対する有効性が記載されている．2018 年の欧州ゴーシェ病ワーキンググループのゴーシェ病 1 型に対するエキスパートオピニオンの研究[9] では，肝脾腫に対する短期的，長期的治療目標が ERT と SRT に共通に設定されている.

[治療のモニタリングと評価]

　肝脾腫は腹部 CT により肝臓，脾臓の容積を半年毎に評価するのが標準的なモニタリング法である．そして年齢毎の標準容積に対する比率で表現されることが多い.

[今後の研究の可能性]

　現在，酵素製剤は国内で2種類あり，いずれも肝脾腫の改善には有効と考えられるが，SRTとの比較あるいは併用療法に関する臨床研究が進めばその臨床的な意義が明らかになる可能性があると考えられる．

［文　　献］

1）Gonzalez DE, *et al*：Enzyme replacement therapy with velaglucerase alfa in Gaucher disease：Results from a randomized, double-blind, multinational, Phase 3 study. *Am J Hematol* 2013；**88**：166-171. doi：10.1002/ajh.23381.

2）Weinreb N, *et al*：A benchmark analysis of the achievement of therapeutic goals for type 1 Gaucher disease patients treated with imiglucerase. *Am J Hematol* 2008；**83**：890-895. doi：10.1002/ajh.21280.

3）Krug BC, *et al*：The management of Gaucher disease in developing countries：a successful experience in Southern Brazil. *Public Health Genomics* 2010；**13**：27-33. doi：10.1159/000217793.

4）井田博幸，他：薬剤の臨床 日本人 Gaucher 病（Ⅰ型，Ⅱ型およびⅢ型）患者に対するセレザイムの8年間の製造販売後調査結果による有効性と安全性の検討．小児科診療 2013；**76**：1325-1334.

5）Lysosomal Storage Disorder Medical Advisory Board（in alphabetical order）：Bhengu L, *et al*：South African guidelines for the management of Gaucher disease, 2011. *S Afr Med J* 2012；**102**：697-702.

6）Martins AM, *et al*：Brazilian Study Group on Gaucher Disease and other Lysosomal Storage Diseases：Recommendations on diagnosis, treatment, and monitoring for Gaucher disease. *J Pediatr* 2009；**155**（4 suppl）：S10-8. doi：10.1016/j.jpeds.2009.07.004.

7）Paediatric gaucher disease in England：Guidelines for assessment, monitoring and enzyme replacement therapy. Issued march 2012.
https://www.webarchive.org.uk/wayback/archive/20130328002449/http://www.specialisedservices.nhs.uk/library/23/Guidelines_for_paediatric_Gauchers_Disease.pdf

8）Adult Gaucher disease standard operating procedures. updated December 2012.
https://www.webarchive.org.uk/wayback/archive/20130328001819/http://www.specialisedservices.nhs.uk/library/23/SOP_for_adult_Gauchers_disease.pdf

9）Biegstraaten M, *et al*：Management goals for type 1 Gaucher disease：An expert consensus document from the European working group on Gaucher disease. *Blood Cells Mol Dis* 2018；**68**：203-208. doi：10.1016/j.bcmd.2016.10.008.

［資料一覧］

1　全身症状（生命予後，肝脾腫，貧血，血小板減少症）

CQ 13　ERT はゴーシェ病患者の貧血・血小板減少症を改善するか？

推奨

❶ ERT は 1 型患者の貧血・血小板減少症を改善する（推奨度 1，エビデンスレベル B）

❷ ERT は 2 型患者の貧血・血小板減少症を改善する（推奨度 1，エビデンスレベル D）

❸ ERT は 3 型患者の貧血・血小板減少症を改善する（推奨度 1，エビデンスレベル B）

[背景・目的]

　ゴーシェ病は，グルコセレブロシダーゼの遺伝的酵素活性低下により発症する．グルコセレブロシダーゼの基質であるグルコセレブロシドが肝臓，脾臓，骨髄などの組織マクロファージ内に蓄積することによって，貧血や血小板減少，肝脾腫，骨症状などが引き起こされる．骨髄所見ではゴーシェ細胞を多数認め，貧血や血小板減少に加え，白血球の減少，好中球機能障害も報告されている．今回，ゴーシェ病における酵素補充療法（enzyme replacement therapy：ERT）は貧血や血小板減少の改善に有用であるか検討する．

[解説・エビデンス要約]

　ERT の貧血や血小板減少症に対する効果に関して，2 件[1,2]のランダム化比較試験（randomized controlled trial：RCT）と 32 件の観察研究が報告されており，その大部分はゴーシェ病 1 型が対象である．RCT は 1 型を対象としたベラグルセラーゼアルファの用量群比較（45 単位/kg vs. 60 単位/kg）[1]ないしは投与間隔比較（隔週 vs. 月 1 回）[2]を目的とする単一群試験であり，わが国で承認されている用法用量（1 回体重 1 kg 当たり 60 単位を隔週投与）と異なるため，結果の詳細は割愛する．

　1 型患者に対する ERT の有用性に関しては，ゴーシェ病国際共同研究グループ（Inernational Collaborative Gaucher Group：ICGG）の Gaucher Registry（ICGGR）に登録された患者のうち，脾臓非摘出患者 195 例（男性 97 例，女性 98 例）を対象に，6 項目にわたる治療目標（ヘモグロビン値，血小板数，肝容積，脾容積，骨痛，骨クリーゼ）を設定し，ベンチマーク解析を行った[1]．その結果，4 年後の治療目標達成は，6 項目すべてで治療目標を達成した患者の割合は 41.5% であった．また，6 つの治療目標のうち 4 つ以上達成した患者の割合は 92.8% であり，ERT の有効性が認められた．また，長期経過に関しては，ICGGR に登録された 1 型患者 757 例（脾臓摘出患者 220 例を含む）を対象とした 10 年間の ERT（イミグルセラーゼ）治療経過の報告[2]で，脾臓摘出の有無に関わらず 10 年後のヘモグロビン値と血小板数は統計学的有意差をもって上昇した．

　小児に関しても，ICGGR に登録された 18 歳以下の 1 型患者（脾臓非摘出患者 884 例）を対象とした長期（8 年間）の ERT の効果を報告している．平均ヘモグロビン値はイミグルセラーゼによる治療開始 1 年後で正常化し，治療開始 8 年後ま

で正常値を維持していた．また，血小板数はベースラインでは 9.8 万 /μL であったが，投与 8 年後には 17.1 万 /μL と正常化し，その後も正常値を維持しており，小児患者に対しても ERT の有効性が認められた[3]．

　日本人ゴーシェ病患者に対する ERT の治療成績は，51 例（1 型 18 例，2 型 16 例，3 型 17 例）を対象とした ERT（イミグルセラーゼ）の 8 年間の安全性と有効性が報告されている[4]．血小板数は投与開始時 10.3 ± 7.0 万 /μL であったが，16 週目には平均 16.1 ± 8.3 万 /μL に達し，その後も長期にわたり正常範囲で維持していた．ヘモグロビン値は，投与開始時 10.1 ± 2.4 g/dL であったが，24 週目には平均 12.2 ± 1.5 g/dL に改善し，その後は投与開始 408 週目まで 12.0 g/dL 以上を維持した．また，ベラグルセラーゼアルファによる ERT の第 III 相試験の成績も報告されている[5]．本試験では，イミグルセラーゼによる治療を 12 か月以上受けていた日本人ゴーシェ病患者 6 例（成人 1 型 2 例，小児 1 型 2 例，小児 3 型 2 例）を対象として，ベラグルセラーゼアルファに切り替え，51 週間の投与期間の安全性と有効性を検討しており，投与期間中，ヘモグロビン値ならびに血小板数はいずれも変化することなく正常範囲内を維持し，ベラグルセラーゼアルファの非劣性が認められた．

　その他の国内外の報告[6-15]においても貧血，血小板減少症に対して ERT の有効性は明らかであり，ERT はゴーシェ病における貧血，血小板減少の改善に有用な治療法である．

[推奨を臨床に用いる際の注意点]

　貧血や血小板減少の病因は極めて多岐にわたり，それ自体が主疾患である場合もあれば，他の疾患の続発，あるいは併存症の場合もある．貧血や血小板減少がゴーシェ病に伴う症状とは異なる場合もあるため，診断には注意が必要である．判断が難しい場合には，血液内科専門医に相談をすることが望ましいと考えられる．

[パネル会議・議決結果]

　アウトカム全体に関するエビデンスの質として，集まった研究はバイアスリスクが全体的に高く，1 段階グレードダウンした．非直接性に関しては，RCT において介入法が異なっており，2 段階グレードダウンした．結果の非一貫性に関しては，結果に異質性は認めなかった．これらの結果から，全体的なエビデンスの確実性は「B（中）」とした．2 型に関しては判断の根拠となるエビデンスがないため，「D（とても弱い）」とした．

　利益と害のバランスについて，ERT による重篤な有害事象の報告は多くなく（CQ 11 参照），本 CQ において推奨度に影響は及ぼさないと判断した．

　患者の価値観や好みに関しては，患者個人毎に多様であり，治療法の選択は患者毎に異なることに留意する必要がある．

　正味の利益とコストや資源のバランスに関しては，非常に高額な治療法ではあ

るが，難治性疾患に対する効果とこれらを勘案し，中等度のコストと判断した.

推奨のグレーディングに関して，エビデンスの数は少ないが，貧血および血小板数減少症の改善はすべての研究において主要評価項目として評価され，その結果に非一貫性を認めなかったことから，強い推奨（推奨度1）とすることをパネル会議で全会一致した.

議決結果，可（10），不可（0），要修正（0）.

［関連する他の診療ガイドラインの記載］

欧米ではおもにゴーシェ病1型に対してのみERTが行われているが，日本では1型から3型すべてに対してERTが行われている. 今後，日本から神経型（2型，3型）の貧血，血小板減少症に対するERTの有効性および安全性に関し情報を発信していく必要がある.

［治療のモニタリングと評価］

貧血および血小板減少症に対するERTの治療目標を達成しているか，定期的な血液検査などでモニタリングする（CQ 10 参照）.

［今後の研究の可能性］

ERT は，ゴーシェ病1型および3型の貧血，血小板減少症に対して標準的治療法になっているが，ゴーシェ病2型は症例数が少ないため十分な解析がなされていない. 今後，さらなる検討が必要である.

［文　献］

1) Weinreb N, *et al*：A benchmark analysis of the achievement of therapeutic goals for type 1 Gaucher disease patients treated with imiglucerase. *Am J Hematol* 2008；**83**：890-895.

2) Weinreb NJ, *et al*：Long-term clinical outcomes in type 1 Gaucher disease following 10 years of imiglucerase treatment. *J Inherit Metab Dis* 2013；**36**：543-553.

3) Andersson H, *et al*：Eight-year clinical outcomes of long-term enzyme replacement therapy for 884 children with Gaucher disease type 1. *Pediatrics* 2008；**122**：1182-1190.

4) 井田博幸, 他：薬剤の臨床 日本人 Gaucher 病（I 型, II 型および III 型）患者に対するセレザイムの8年間の製造販売後調査結果による有効性と安全性の検討. 小児科診療 2013；**76**：1325-1334.

5) 井田博幸, 他：日本人 Gaucher 病患者に対するベラグルセラーゼアルファを用いた酵素補充療法の有効性と安全性に関する検討. 小児科診療 2015；**78**：131-138.

6) Pastores GM, *et al*：Therapeutic goals in the treatment of Gaucher disease. *Semin Hematol* 2004；**41**（suppl 5）：4-14.

7) Weinreb NJ, *et al*：Effectiveness of enzyme replacement therapy in 1028 patients with type 1 Gaucher disease after 2 to 5 years of treatment：a report from the Gaucher Registry. *Am J Med* 2002；**113**：112-119.

8) Weinreb N, *et al*：A benchmark analysis of the achievement of therapeutic goals for type 1 Gaucher disease patients treated with imiglucerase. *Am J Hematol* 2008；**83**：890-895.

9) Andersson H, *et al*：Eight-year clinical outcomes of long-term enzyme replacement therapy for 884 children with Gaucher disease type 1. *Pediatrics* 2008；**122**：1182-1190.

10) Gonzalez DE, *et al*：Enzyme replacement therapy with velaglucerase alfa in Gaucher disease：Results from a randomized, double-blind, multinational, Phase 3 study. *Am J Hematol* 2013；**88**：

166-171.

11）Anderson LJ, *et al*：Long-term effectiveness of enzyme replacement therapy in adults with Gaucher disease：results from the NCS-LSD cohort study. *J Inherit Metab Dis* 2014；**37**：953-960.

12）Smith L, *et al*：Long-term velaglucerase alfa treatment in children with Gaucher disease type 1 naive to enzyme replacement therapy or previously treated with imiglucerase. *Mol Genet Metab* 2016；**117**：164-171.

13）Laudemann K, *et al*：Evaluation of treatment response to enzyme replacement therapy with Velaglucerase alfa in patients with Gaucher disease using whole-body magnetic resonance imaging. *Blood Cells Mol Dis* 2016；**57**：35-41.

14）Zimran A, *et al*：Treatment-naive Gaucher disease patients achieve therapeutic goals and normalization with velaglucerase alfa by 4years in phase 3 trials. *Blood Cells Mol Dis* 2018；**68**：153-159.

15）El-Beshlawy A, *et al*：Long-term hematological, visceral, and growth outcomes in children with Gaucher disease type 3 treated with imiglucerase in the International Collaborative Gaucher Group Gaucher Registry. *Mol Genet Metab* 2017；**120**：47-56.

［資料一覧］

1　全身症状（生命予後，肝脾腫，貧血，血小板減少症）

CQ 14　SRT はゴーシェ病 1 型患者の生命予後を改善するか？

推奨

SRT が 1 型患者の生命予後を改善するかは，エビデンスが不十分であり不明である（推奨度 2，エビデンスレベル C）

[付帯事項]

神経型（2 型，3 型）ならびに小児患者に対する SRT の効果についての論文はない．

[背景・目的]

　酵素補充療法（enzyme replacement therapy：ERT）に続いて，基質合成抑制療法（substrate reduction therapy：SRT）が 2015 年 5 月からわが国でも承認され，使用が可能となった．先行する欧米でのデータをもとに，ゴーシェ病 1 型の生命予後に対する SRT の治療効果を検証する．

　なお，わが国でゴーシェ病に保険適用がある SRT 製剤はエリグルスタットのみである．したがって，本ガイドラインでは，エリグルスタットについてのみ記載する．エリグルスタットの添付文書には，効能として「ゴーシェ病の諸症状（貧血，血小板減少症，肝脾腫および骨症状）の改善」となっている．そして，「ゴーシェ病の神経症状に対する本剤の効果は期待できない」と明記されている．諸外国からの報告も基本的にはゴーシェ病 1 型患者に対するものであることを明記しておく（以下の CQ 15，CQ 16，CQ 18 も同様）．

[解説・エビデンス要約]

　SRT の患者の生命予後（死亡率の低下，生存期間の延長）の改善に関するエビデンスはなく，生命予後の改善は不明である．

　一方で，SRT の QOL に対する効果に関するエビデンスは，2 件[1,2]のランダム化比較試験（randomized controlled trial：RCT）が存在する．治療歴のない 1 型患者に対する第 III 相ランダム化比較試験（ENGAGE study）[1]において 3 つの QOL 指標が用いられた［BPI（brief pain inventory），FSS（fatigue severity scale），SF-36（36-item short form health）］．9 か月後の評価で SF-36 の下位尺度のうち，身体評価ドメインの有意な改善が認められた．一方で，3 年以上 ERT（イミグルセラーゼ）投与を受け，すでに治療目標に到達している 18 歳以上の 1 型患者を対象に行われた第 III 相ランダム化非盲検非劣性試験（ENCORE study）[2]では，1 型患者 160 例に対して，ERT（イミグルセラーゼ）継続群 54 例と SRT への切り替え群 106 例で 1 年間投与を行い，前述と同様の QOL 評価を実施したが，両群間ならびに各群の治療前後で QOL 評価に大きな差はなかった．また，この延長試験[3]においても 4 年目に同様に評価したが，ベースラインと比較していずれも有意な変化は認められなかった．この ENCORE study[2,3]では同時に患者の価値観や好みの調査（treatment preference questionnaire）も実施している．スクリーニング時および SRT 1 年後の評価時ともに SRT 群は全例で経口投与を好んだ[2]．長期試験[3]においても，SRT を継続している 141 例に対して同様の調査を実施し，98% が経口投与を好んでおり，その理由は便利さだった．これらの結果より，経口投与は QOL 改善に寄与している事が示唆される．一方で，3 例は経口投与を好まず，1 例は ERT に戻っている（理由は「病院で投与されるほうを好む」）．

　なお，害のアウトカムとして，SRT による重篤な有害事象については，2 件[1,2]の RCT と 7 件[4-9]の観察研究が報告されている．第Ⅱ相および第Ⅲ相試験において，日本人 10 例を含む 393 例にエリグルスタットが投与された[10]．中止症例は 33 例（8%）で，そのうち副作用による中止は 12 例（3%）であった．副作用が報告された症例は 159 例/393 例（40.5%）で，おもな副作用は，頭痛 21 例（5.3%），浮動性めまい 18 例（4.6%），下痢 17 例（4.3%），消化不良 16 例（4.1%）であった．日本人の副作用報告[11]は 2 例/10 例，5 件で，悪心，嘔吐，失神，嗅神経障害，皮膚炎が各 1 件であった．重篤な有害事象として，被験者 393 例中，失神が 8 例（日本人 1 例を含む）にみられ，そのうち 5 例は重篤に分類された．臨床試験で認められたほとんどの失神は血管迷走神経性失神であり，発症リスク要因（空腹，採血，疼痛）を伴っていたが，失神に対する本剤の関与は不明であることから，重篤な副作用に設定されている．そのほかの重篤な有害事象としては骨壊死（1 例，関連なし），心筋梗塞（2 例，関連なし），心室性頻脈（2 例，うち 1 例は関連あり）であった．

［推奨を臨床に用いる際の注意点］

　SRT は経口薬であるため，患者の QOL 改善につながることが期待されるが，欧米における SRT の適応は 1 型のみで，神経型ならびに小児患者を対象とした論文はない．わが国においても，現時点での適応は 16 歳以上の 1 型患者のみである．また，適応や投与量を決定する際には，治療開始前に *CYP2D6* 遺伝子多型検査が必須である．

［パネル会議・議決結果］

　アウトカム全体に関するエビデンスの質として，集まった研究はバイアスリスクが全体的に高く，1 段階グレードダウンした．結果の非直接性に関しては，生命予後は論文がなく，QOL 評価に関しては条件の相違を認めたことから，2 段階グレードダウンした．これらの結果と論文数が極めて少ないことから，全体的なエビデンスの確実性は，「C（弱い）」とした．

　利益と害のバランスについて，SRT による重篤な有害事象の報告は多くなく（CQ 14 参照），本 CQ において推奨度に影響は及ぼさないと判断した．

　患者の価値観や好みに関しては，患者個人毎に多様であることが 2 件の研究で示され，治療法の選択は患者毎に異なることに留意する必要がある．

　正味の利益とコストや資源のバランスに関しては，ERT と SRT はともに保険

適用となっており，標準的な投与量の場合，両者の薬剤費は同程度である．難治性疾患に対する効果とこれらを勘案し，中等度のコストと判断した．

推奨のグレーディングに関して，生命予後を改善することに対してエビデンスはないが，重篤な有害事象は少なく，QOL の改善に寄与することが期待されることから，本 CQ に関しては総合的に判断して弱い推奨（推奨度 2）になるとパネル会議で全会一致した．

議決結果，可（10），不可（0），要修正（0）．

［関連する他の診療ガイドラインの記載］

近年，稀少疾患にあっても治療介入による QOL の改善が重要視されてきている．2018 年に改訂された 1 型患者に対する治療目標[12]では，予後，QOL に関しても，他の項目（貧血や血小板減少症等）と同様に，短期的ならびに長期的な治療目標が示されている（CQ 10 参照）．

［治療のモニタリングと評価］

本薬剤使用にあたっては，適正使用を遵守し，併用禁忌薬剤や食品（グレープフルーツジュース等）に留意する．治療開始後は，定期的な心電図検査のほか，血液学的検査などを用いて，有害事象の有無を確認する（CQ 6 参照）．有効性に関しては，治療目標の達成に留意する（CQ 10 参照）．

［今後の研究の可能性］

エリグルスタットはゴーシェ病の神経症状に対する効果は期待できないが，中枢神経系病変にも有用な可能性を有する SRT の臨床治験が行われており（2021年 1 月現在），開発が待たれる．

［文　　献］

1) Mistry PK, *et al*：Effect of oral eliglustat on splenomegaly in patients with Gaucher disease type 1：the ENGAGE randomized clinical trial. *JAMA* 2015；**313**：695-706.
2) Cox TM, *et al*：Eliglustat compared with imiglucerase in patients with Gaucher's disease type 1 stabilised on enzyme replacement therapy：a phase 3, randomised, open-label, non-inferiority trial. *Lancet* 2015；**385**：2355-2362.
3) Cox TM, *et al*：Eliglustat maintains long-term clinical stability in patients with Gaucher disease type 1 stabilized on enzyme therapy. *Blood* 2017；**129**：2375-2383.
4) Lukina E, *et al*：Improvement in hematological, visceral, and skeletal manifestations of Gaucher disease type 1 with oral eliglustat tartrate（Genz-112638）treatment：2-year results of a phase 2 study. *Blood* 2010；**116**：4095-4098.
5) Lukina E, *et al*：A phase 2 study of eliglustat tartrate（Genz-112638）, an oral substrate reduction therapy for Gaucher disease type 1. *Blood* 2010；**116**：893-899.
6) Lukina E, *et al*：Eliglustat, an investigational oral therapy for Gaucher disease type 1：Phase 2 trial results after 4 years of treatment. *Blood Cells Mol Dis* 2014；**53**：274-276.
7) Mistry PK, *et al*：Outcomes after 18 months of eliglustat therapy in treatment-naïve adults with Gaucher disease type 1：the phase 3 ENGAGE trial. *Am J Hematol* 2017；**92**：1170-1176.
8) Cox TM, *et al*：Eliglustat maintains long-term clinical stability in patients with Gaucher disease type 1 stabilized on enzyme therapy. *Blood* 2017；**129**：2375-2383.

9）Pleat, R, *et al*：Stability is maintained in adults with Gaucher disease type 1 switched from velaglu-cerase alfa to eliglustat or imiglucerase：A sub-analysis of the eliglustat ENCORE trial. *Mol Genet Metab Rep* 2016；**9**：25-28.

10）Peterschmitt MJ, *et al*：A pooled analysis of adverse events in 393 adults with Gaucher disease type 1 from four clinical trials of oral eliglustat：Evaluation of frequency, timing, and duration. *Blood Cells Mol Dis* 2018；**68**：185-191.

11）サデルガカプセル®100 mg インタビューフォーム（2016 年 7 月改訂，第 4 版）.
https://e-mr.sanofi.co.jp/-/media/EMS/Conditions/eMR/di/interview/cerdelga.pdf?la=ja-JP

12）Biegstraaten M, *et al*：Management goals for type 1 Gaucher disease：An expert consensus docu-ment from the European working group on Gaucher disease. *Blood Cells Mol Dis* 2018；**68**：203-208.

［資料一覧］

CQ 15　SRT はゴーシェ病 1 型患者の肝脾腫を改善するか？

推奨

SRT は 1 型患者の肝脾腫を改善する（推奨度 1，エビデンスレベル B）

[付帯事項]

いずれのエビデンスも欧米からの報告であり，同じ 1 型であっても軽症型変異（N370S 変異）を有さない日本人患者では，欧米に比して血液学的異常や骨症状，成長障害の程度が重い傾向があるため，治療効果についてはより慎重に評価する必要がある．

[背景・目的]

酵素補充療法（enzyme replacement therapy：ERT）に続いて，基質合成抑制療法（substrate reduction therapy：SRT）が 2015 年 5 月からわが国でも承認され，使用が可能となった．先行する欧米でのデータをもとに，ゴーシェ病 1 型の肝脾腫に対する SRT（エリグルスタット）の治療効果を検証する．

[解説・エビデンス要約]

ゴーシェ病に対するエリグルスタットを用いた SRT についての治療効果の研究は，治療歴のない 1 型患者に対する前向きコホート研究（第 II 相試験）[1-3]，プラセボを使用した第 III 相ランダム化比較試験（RCT）[4,5]，3 年以上 ERT を受けている 1 型患者を対象とした非劣性試験[6,7]，治療歴のない 1 型患者を対象とした ERT と SRT の比較試験[8]がある．

治療歴のない 1 型患者 26 例を対象にした前向きコホート研究では[1-3]，1 年間の SRT で，肝脾腫は有意に改善し，4 年間の治療で肝脾腫について治療目標を達成できた症例は，脾腫大で 100%，肝腫大で 94% であった．対象症例の 80% 以上で，日本人では認められない軽症型変異（N370S）を有していた．

プラセボ対照試験（ENGAGE study）[4,5]では，過去 9 か月間に ERT による治療を受けていない 1 型患者 40 例を対象とし，SRT を 9 か月施行した（SRT 群 20 例，プラセボ群 20 例）．SRT 群では，脾容積はベースラインの −27%，肝容積は −6% と改善し，それに対してプラセボ群では，脾容積はベースラインの +2%，肝容積は +2% と増悪した．研究開始 9 ～ 18 か月の延長試験では全例に SRT を行い，SRT 群では 18 か月時で脾容積はベースラインの −45%，肝容積は −11% まで改善し，プラセボ投与 9 か月後治療を開始した群では 18 か月（治療開始 9 か月）の時点で，脾容積はベースラインの −31%，肝容積は −7% まで軽快した．対象症例の 80% 以上で，N370S 変異を有していた．

ERT との非劣性試験（ENCORE study）[6,7]では，3 年以上 ERT で治療されている 1 型患者 160 例を対象としたオープンラベルの RCT であり，54 例でイミグルセラーゼによる ERT を継続，106 例で SRT へ切り替え，1 年間後の脾容積，肝容

積のベースラインからの変化について検討した．脾容積は，ERT 群で−3.0%，SRT 群で−6.2% と両群とも有意な変化は認めず（$p > 0.2$），肝容積においても同様に，ERT 群で＋3.6%，SRT 群で＋1.6% と両群とも有意な変化は認められなかった（$p > 0.2$）．この研究の SRT 群の 90% は前述の軽症型変異（N370S）を有していた．

　ERT と SRT の比較に関しては，1 件[8]の治療歴のない 1 型患者を対象にした前向きコホート研究が存在する．この研究では，SRT の第 II 相試験（26 例）[1]と第 III 相試験（20 例）[4]で得られた治療効果のデータを，ゴーシェ病国際共同研究グループ（Inernational Collaborative Gaucher Group：ICGG）の Gaucher Registry（ICG-GR）に登録された 1 型患者で ERT（イミグルセラーゼ）を 12 か月施行した際の治療効果のデータ（75 例）と比較している．SRT 群と ERT 群で脾容積，肝容積の減少効果に有意差は認められなかったとされるが，患者背景の詳細が記載されておらず，エビデンスレベルが低い研究となっている．

　以上のことから，ゴーシェ病 1 型患者に対する SRT は脾腫大，肝腫大を改善すると考える．

［推奨を臨床に用いる際の注意点］

　SRT の肝脾腫に対する効果は明らかであり，しかも経口薬であるため，患者のアドヒアランスや QOL の向上につながることが期待される．SRT の導入を検討した際には，必ず事前にチトクローム P450（CYP）2D6 の遺伝子多型を調べる必要があり，CYP2D6 の遺伝子多型によって適応や用量調整が異なることに留意する（CQ 6 参照）．また，欧米における SRT の適応は 1 型のみで，神経型ならびに小児に対する適切な論文はない．加えて，欧米のエビデンスをそのまま日本人に用いる際には注意を要する．欧米患者の多くは日本人には認めない軽症型変異（N370S）を有している．この遺伝子変異の偏りは欧米と日本人の 1 型患者における臨床的重症度の差（欧米では成人発症例が多いのに対し，日本人症例は小児期発症が多く，重篤な傾向）[9]に関連すると考えられている．そのため，日本人 1 型患者に対する治療効果はより慎重に評価する必要がある．

［パネル会議・議決結果］

　アウトカム全体に関するエビデンスの質として，集まった研究はバイアスリスクおよび非直接性が全体的に高く，1 段階グレードダウンした．結果の非一貫性に関しては，サンプルサイズは小さいが，結果に異質性は認めなかった．これらの結果から，全体的なエビデンスの確実性は，「B（中）」とした．

　利益と害のバランスについて，SRT による重篤な有害事象の報告は多くなく（CQ 14 参照），本 CQ において推奨度に影響は及ぼさないと判断した．

　患者の価値観や好みに関しては，患者個人毎に多様であることに加えて，比較的新しい治療法であることから，ERT と比較して長期の有効性のデータがまだないため，治療法の選択は患者毎に異なることに留意する必要がある．

　正味の利益とコストや資源のバランスに関しては，ERT と SRT はともに保険適用となっており，標準的な投与量の場合，両者の薬剤費は同程度である．難治性疾患に対する効果とこれらを勘案し，中等度のコストと判断した．

　推奨のグレーディングに関して，エビデンスの数は少ないが，肝脾腫の改善はすべての研究において主要評価項目として評価され，その結果に非一貫性を認めなかったことから，強い推奨（推奨度 1）とすることをパネル会議で全会一致した．

　議決結果，可（10），不可（0），要修正（0）．

［関連する他の診療ガイドラインの記載］

　米国における成人 1 型患者に対する SRT 使用に関する推奨[10]によると，SRTは第一選択の治療法とされているが，その効果や副反応に関して，さらなる調査と観察が必要であるとし，治療開始前と治療開始後は 1 年毎に肝脾容積の測定（MRI が優先）が推奨されている．また，欧州の推奨[11]でも米国と同様に第一選択の治療法として位置づけられているが，今後の追跡調査の重要性と定期的な効果判定を行う必要性（常に治療目標に到達・維持できているか再評価）について言及している（治療目標に関しては，CQ 10 参照）．

［治療のモニタリングと評価］

　本薬剤使用にあたっては，適正使用を遵守し，併用禁忌薬剤や食品（グレープフルーツジュース等）に留意する．治療開始後は，定期的な心電図検査のほか，血液学的検査などを用いて，有害事象の有無を確認する（CQ 6 参照）．有効性の評価に関しては，診察や画像検査にて肝脾腫の評価を行う（CQ 10 参照）．

［今後の研究の可能性］

　本 CQ で対象とした RCT ならびに観察研究はバイアスのリスクが高く，より質の高い RCT が望まれる．加えて，今後は小児に対する適応拡大を目指した RCT の実施も待たれる．また，SRT は比較的新しい治療法であり，日本人での投与期間はまだ短く，症例数も少ないため，有効性はもちろんのこと，長期投与による有害事象の発現の有無などを全例調査方式による市販後調査，使用成績調査を通して継続的に情報収集していく必要がある．

［文　　献］

1）Lukina E, et al：A phase 2 study of eliglustat tartrate（Genz-112638），an oral substrate reduction therapy for Gaucher disease type 1. Blood 2010；**116**：893-899.
2）Lukina E, et al：Improvement in hematological, visceral, and skeletal manifestations of Gaucher disease type 1 with oral eliglustat tartrate（Genz-112638）treatment：2-year results of a phase 2 study. Blood 2010；**116**：4095-4098.
3）Lukina E, et al：Eliglustat, an investigational oral therapy for Gaucher disease type 1：Phase 2 trial results after 4 years of treatment. Blood Cells Mol Dis 2014；**53**：274-276.
4）Mistry PK, et al：Effect of oral eliglustat vs placebo on spleen volume in patients with splenomegaly and Gaucher disease type 1：The ENGAGE randomized clinical trial. JAMA 2015；**313**：695-

706.

5）Mistry PK, *et al*：Outcomes after 18 months of eliglustat therapy in treatment-naïve adults with Gaucher disease type 1：The phase 3 ENGAGE trial. *Am J Hematol* 2017；**92**：1170-1176.

6）Cox TM, *et al*：Eliglustat compared with imiglucerase in patients with Gaucher's disease type 1 stabilized on enzyme replacement therapy：a phase 3, randomized, open-label, non-inferiority trial. *Lancet* 2015；**385**：2355-2362.

7）Cox TM, *et al*：Eliglustat maintains long-term clinical stability in patients with Gaucher disease type 1 stabilized on enzyme therapy. *Blood* 2017；**129**：2375-2383.

8）Ibrahim J, *et al*：Clinical response to eliglustat in treatment-naïve patients with Gaucher disease type 1：Post-hoc comparison to imiglucerase-treated patients enrolled in the international collaborative Gaucher Group Gaucher Registry. *Mol Genet Metb Rep* 2016；**8**：17-19.

9）Ida H, *et al*：Type 1 Gaucher disease：phenotypic expression and natural history in Japanese patients. *Blood Cells Mol Dis* 1998；**24**：73-81.

10）Balwani M, *et al*：Recommendations for the use of eliglustat in the treatment of adults with Gaucher disease type 1 in the United States. *Mol Genet Metab* 2016；**117**：95-103.

11）Belmatoug N, *et al*：Management and monitoring recommendations for the use of eliglustat in adults with type 1 Gaucher disease in Europe. *Eur J Intern Med* 2017；**37**：25-32.

[資料一覧]

1　全身症状（生命予後，肝脾腫，貧血，血小板減少症）

CQ 16　SRT はゴーシェ病 1 型患者の貧血・血小板減少症を改善するか？

推奨

　SRT は 1 型患者の貧血・血小板減少症を改善する（推奨度 1，エビデンスレベル B）

[付帯事項]

　いずれのエビデンスも欧米からの報告であり，同じ 1 型であっても N370S 変異を有さない日本人患者では，欧米に比して血液学的異常，骨症状，ならびに成長障害の程度が重い傾向があるため，治療効果についてはより慎重に評価する必要がある．

[背景・目的]

　酵素補充療法（enzyme replacement therapy：ERT）に続いて，基質合成抑制療法（substrate reduction therapy：SRT）が 2015 年 5 月からわが国でも承認され，使用が可能となった．先行する欧米でのデータをもとに，ゴーシェ病 1 型の貧血および血小板数減少症に対する SRT（エリグルスタット）の治療効果を検証する．

[解説・エビデンス要約]

　ゴーシェ病 1 型を対象とした貧血，血小板減少症に対する有効性を検討したランダム化比較試験（randomized controlled trial：RCT）は 1 件[1]のみであった．この RCT（ENGAGE study）では治療歴のない 16 歳以上の 1 型患者 40 例を SRT 群とプラセボ群に分け，9 か月間投与を行っており，肝容積，脾容積の改善とともに，ヘモグロビン値 1.2 g/dL，血小板数 41％ の上昇と，プラセボ群に比較して有意な改善を認めた．また，重篤な副反応は 1 例も認めなかったことを報告した．なお，本研究の対象症例の 80％ 以上は軽症型変異（N370S）を有していた．

　長期成績については，治療歴のない 1 型患者 19 例に対して非盲検単一群第 II 相試験[2,3]が実施され，2 年間でヘモグロビン値（＋20％）と血小板数（＋81％）の上昇を認め，その後の延長試験も含めた 4 年間の観察期間内に重篤な有害事象なく，ヘモグロビン値は 2.3 g/dL，血小板数は 95％ の上昇を認めたことを報告した．

　ERT と SRT の非劣性については，1 件[4]の第 III 相ランダム化比較試験（EN-CORE study）が 3 年以上 ERT（イミグルセラーゼ）投与を受け，すでに治療目標に到達している 18 歳以上の 1 型患者を対象に行われた．対象 160 例に対して，ERT（イミグルセラーゼ）継続群 54 例と SRT への切り替え群 106 例で 1 年間後にヘモグロビン値および血小板数が安定（ベースラインから，ヘモグロビン値が 1.5 g/dL 以上低下しない，血小板数が 25％ 以上低下しない）している患者の割合を比較した．その結果，両群とも安定しており，有意差を認めず，ERT（イミグルセラーゼ）との非劣性が示された．さらにこの延長試験[5]において，ヘモグロビン値および血小板数の改善は 4 年間にわたって維持されたと報告した．なお，本研究の SRT 群症例の 90％ は軽症型変異（N370S）を有していた．

　以上のことから，ゴーシェ病1型患者に対するSRTは貧血，血小板減少症を改善すると考える．

[推奨を臨床に用いる際の注意点]

　SRTの貧血，血小板減少症に対する効果は明らかであり，しかも経口薬であるため，患者のアドヒアランスやQOLの向上につながることが期待される．SRTの導入を検討した際は，必ず事前にチトクローム P450（CYP）2D6 の遺伝子多型を調べる必要があり，CYP2D6 の遺伝子多型によって適応や用量調整が異なることに留意する（CQ 6 参照）．また，欧米におけるSRTの適応は1型のみで，神経型ならびに小児に対する適切な論文はない．加えて，欧米のエビデンスをそのまま日本人に用いる際には注意を要する．欧米患者の多くは日本人には認めない軽症型変異（N370S）を有している．この遺伝子変異の偏りは欧米と日本人の1型患者における臨床的重症度の差（欧米では成人発症例が多いのに対し，日本人症例は小児期発症が多く，より重篤な傾向）[6]に関連すると考えられている．そのため，日本人1型患者に対する治療効果はより慎重に評価する必要がある．

[パネル会議・議決結果]

　アウトカム全体に関するエビデンスの質として，集まった研究はバイアスリスクおよび非直接性が全体的に高く，1段階グレードダウンした．結果の非一貫性に関しては，サンプルサイズは小さいが，結果に異質性は認めなかった．これらの結果から，全体的なエビデンスの確実性は，「B（中）」とした．

　利益と害のバランスについて，SRTによる重篤な有害事象の報告は多くなく（CQ 14 参照），本CQにおいて推奨度に影響は及ぼさないと判断した．

　患者の価値観や好みに関しては，患者個人毎に多様であることに加えて，比較的新しい治療法であることから，ERTと比較して長期の有効性のデータがまだないため，治療法の選択は患者毎に異なることに留意する必要がある．

　正味の利益とコストや資源のバランスに関しては，ERTとSRTはともに保険適用となっており，標準的な投与量の場合，両者の薬剤費は同程度である．難治性疾患に対する効果とこれらを勘案し，中等度のコストと判断した．

　推奨のグレーディングに関して，エビデンスの数は少ないが，貧血および血小板数減少症の改善はすべての研究において主要評価項目として評価され，その結果に非一貫性を認めなかったことから，強い推奨（推奨度 1）とすることをパネル会議で全会一致した．

　議決結果，可（10），不可（0），要修正（0）．

[関連する他の診療ガイドラインの記載]

　米国における成人1型患者に対するSRT使用に関する推奨[7]によると，SRTは第一選択の治療法とされているが，その効果や副反応に関して，さらなる調査と観察が必要であるとし，治療開始前と1年間は3か月毎に，1年以降は6〜12

か月毎に血算やバイオマーカー［CCL18 やキトトリオシダーゼ，骨型酒石酸抵抗性酸性ホスファターゼ（TRACP-5b），アンジオテンシン変換酵素（ACE）］のフォローを推奨している．欧州の推奨[8]でも米国と同様に第一選択の治療法として位置づけられているが，今後の追跡調査の重要性と定期的な効果判定を行う必要性（常に治療目標に到達・維持できているか再評価）について言及している（治療目標に関しては，**CQ 10** 参照）．

［治療のモニタリングと評価］

本薬剤使用にあたっては，適正使用を遵守し，併用禁忌薬剤や食品（グレープフルーツジュース等）に留意する．治療開始後は，定期的な心電図検査のほか，血液学的検査などを用いて，有害事象の有無を確認する（**CQ 6** 参照）．有効性の評価に関しては，診察や血液検査で貧血や血小板数を評価する（**CQ 10** 参照）．

［今後の研究の可能性］

本 CQ で対象とした RCT ならびに観察研究はバイアスのリスクが高く，より質の高い RCT が望まれる．加えて，今後は小児に対する適応拡大を目指した RCT の実施も待たれる．また，SRT は比較的新しい治療法であり，日本人での投与期間はまだ短く，症例数も少ないため，有効性はもちろんのこと，長期投与による有害事象の発現の有無などを全例調査方式による市販後調査，使用成績調査を通して継続的に情報収集していく必要がある．

［文　　献］

1) Mistry PK, *et al*：Effect of oral eliglustat on splenomegaly in patients with Gaucher disease type 1：the ENGAGE randomized clinical trial. *JAMA* 2015；**313**：695-706.
2) Lukina E, *et al*：Improvement in hematological, visceral, and skeletal manifestations of Gaucher disease type 1 with oral eliglustat tartrate（Genz-112638）treatment：2-year results of a phase 2 study. *Blood* 2010；**116**：4095-4098.
3) Lukina E, *et al*：Eliglustat, an investigational oral therapy for Gaucher disease type 1：Phase 2 trial results after 4 years of treatment. *Blood Cells Mol Dis* 2014；**53**：274-276.
4) Cox TM, *et al*：Eliglustat compared with imiglucerase in patients with Gaucher's disease type 1 stabilised on enzyme replacement therapy：a phase 3, randomised, open-label, non-inferiority trial. *Lancet* 2015；**385**：2355-2362.
5) Cox TM, *et al*：Eliglustat maintains long-term clinical stability in patients with Gaucher disease type 1 stabilized on enzyme therapy. *Blood* 2017；**129**：2375-2383.
6) Ida, H, *et al*：Type 1 Gaucher disease：phenotypic expression and natural history in Japanese patients. *Blood Cells Mol Dis* 1998；**24**：73-81.
7) Baiwani M, *et al*：Recommendations for the use of eliglustat in the treatment of adults with Gaucher disease type 1 in the United States. Molec. *Genet. Metab* 2016；**117**：95-103.
8) Belmatoug N, *et al*：Management and monitoring recommendations for the use of eliglustat in adults with type 1 Gaucher disease in Europe. *Eur J Intern Med* 2017；**37**：25-32.

［資料一覧］

2　骨症状

CQ 17　ERT はゴーシェ病患者の骨症状を改善するか？

推奨

ERT は 1 型患者の骨症状を改善する（推奨度 1，エビデンスレベル B）

[付帯事項]

神経型（2 型，3 型）患者の骨症状に対する ERT の効果を検討した適切な論文はないため，神経型に対しては 1 型におけるエビデンスを参考に治療を行う．

[背景・目的]

　ゴーシェ病における骨症状，骨病変は，①成長障害や変形，②骨融解病変による骨脆弱性骨折や骨痛，骨クリーゼ，③骨壊死などがあげられる（**CQ 4** 参照）．1 型の未治療患者では骨症状，骨病変は重度であり，臨床的に問題となる障害を呈することが多い．また，脾臓摘出後の 1 型患者では骨髄でのゴーシェ細胞の浸潤，蓄積が顕著となり，骨病変がより重症化する傾向がある[1]．そのため，治療目標の 1 つとして骨症状ならびに骨病変の抑制は極めて重要である．

[解説・エビデンス要約]

1　骨症状について

　小児の成長障害（低身長）の改善について，ランダム化比較試験（randomized controlled trial：RCT）はなく，5 件[2-6]の臨床研究が存在する．対象は 1 型患者で対照群の設定はなかった．ゴーシェ病国際共同研究グループ（Inernational Collaborative Gaucher Group：ICGG）の Gaucher Registry（ICGGR）に登録された 1 型小児患者 884 例を解析した観察研究[2]では，治療開始前の平均身長は－1.4 SD から，8 年間の ERT（イミグルセラーゼまたはアルグルセラーゼ）で－0.3 SD と改善した．また，ベラグルセラーゼアルファを用いた第 Ⅲ 相試験[3]では，19 歳以下の患者 7 例のうち，ベースライン時点で 3 例の身長が平均身長の 5 パーセンタイル以下であったが，ERT 開始 3 年後には全例が 5 パーセンタイル以上で治療目標を達成した．その他の観察研究においても，ERT 開始後に低身長が改善されるという結果は一致しており，ERT は小児の成長障害（低身長）を改善すると考えられる．

　骨痛，骨クリーゼについては，14 件の臨床研究があった[2, 7-16]．ICGGR に登録された 1 型患者 2,153 例の ERT 開始前 1 年間と開始後 3 年間を比較した研究[7]では，骨痛は ERT 開始前には 49% の患者で認めたが，ERT 開始後 1 年で 30% まで有意に減少し，その後 2 年目（29%）および 3 年目（30%）もその改善が維持された．骨クリーゼは ERT 開始前に 17% の患者で認めたが，ERT 開始後 1 年で 5%，2 年で 1% 以下，3 年で 3% と有意に減少した．ERT（イミグルセラーゼ）を 4 年間投与したコホート研究[8]では，ベースラインの時点で「すべての痛み」が 73% でみ

られたが，投与開始 4 年の時点で 39% と有意な低下を認めた．また，骨痛は
ERT 開始後 3 か月の時点で有意に減少した．骨クリーゼに関しても同報告で，
治療前に骨クリーゼを認めた 13 例中 11 例において，4 年の投与期間中に骨ク
リーゼの再発は認めなかった．また，ICGGR データを用いた ERT 開始後 10 年
間のコホート研究[1]では，ERT 開始 10 年の時点で，脾臓摘出患者群（200 例）も脾
臓摘出患者群（557 例）もともに骨痛，骨クリーゼは有意に改善したと報告してい
る．その他の報告でもほぼ同様な報告であり，ERT は骨痛，骨クリーゼを抑制
すると考えられる．

　骨折，骨壊死については，ERT の治療効果についての報告が少なく，現時点
では判断できない．報告が少ない理由として，臨床的に骨脆弱性骨折は骨痛や骨
クリーゼと比較してその発生頻度が低いため，十分検討されていないことによる
と考えられる．無血管性骨壊死（avascular necrosis：AVN）の既往のない 1 型患者
2,700 例に対して ERT（イミグルセラーゼ）投与を行い，AVN の発生率を検討した
1 件の観察研究[17]によると，AVN の発生率は 13.8/1,000 人年であったが，診断か
ら 2 年以内に ERT を開始した群では 8.1/1,000 人年に対して，診断から 2 年以上
経過したのちに ERT を開始した群では 16.6/1,000 人年と AVN の発生率に有意差
を認めた．これにより，早期治療が AVN 発症抑制につながる可能性が示唆され
た．

2　骨病変について

　骨病変は骨密度（BMD）や骨の画像評価（X 線，MRI 等）によって評価される．
ERT の骨画像所見に対する効果に関する RCT はなく，また評価方法が一定でな
いため，結果の比較が困難なことから，本項では ERT の BMD に対する効果に
関してエビデンスを収集した．

　BMD の改善について，RCT は存在せず，13 件[2,8,18-22]の臨床研究があった．対
象は 1 型患者で対照群の設定はなかった．ERT（イミグルセラーゼ）を 4 年間投与
したコホート研究[8]では，腰椎および大腿骨頸部の BMD は有意に改善した．
ICGGR に登録された 1 型患者においても，ERT（イミグルセラーゼまたはアルグ
ルセラーゼ）を 8 年間行った群（342 例）と未治療群（160 例）の dual-energy X-ray
absorptiometry（DEXA）による腰椎 BMD の検討[18]では，未治療群や ERT 開始前の
BMD（Z スコア）は同性・同年齢健常者と比較して 1 型患者で有意に低下してい
ることを報告している．さらに治療群では腰椎 BMD（Z スコア）が経年的にベー
スラインより有意に上昇したと報告している．8 年間治療後の腰椎 BMD の改善
度は，ERT（イミグルセラーゼ）の投与量に相関して改善した．ほかにも，ICGGR
に登録された 1 型患者において腰椎 BMD を年齢階層毎に比較した報告[19]では，
小児群（5 〜 12 歳）の 44%，青少年群（12 〜 20 歳）の 76%，青年群（20 〜 30 歳）の
54%，青壮年群（30 〜 50 歳）の 52% で BMD（Z スコア）が－1 SD 以下であった．
6 年間の ERT によって BMD（Z スコア）は全年齢層で改善したが，小児群と青少
年群は，より高齢の群と比較して改善の程度が良好であった．1 型患者が対象の

ERT（ベラグルセラーゼアルファ）第 Ⅲ 相試験[3, 20]においても，ERT 開始後 2 年[20]ないしは 4 年[3]で腰椎および大腿骨の BMD の増加を認めた．治療 4 年の報告では，BMD（Z スコア）の増加率は腰椎では平均 66%，大腿骨頸部では平均 11% で，腰椎 BMD は 4 年時に 53% の患者で正常化したが，大腿骨頸部では正常化した患者はいなかった．その他の報告でも，BMD は大腿骨より腰椎でより増加していた．

　以上のことから，ERT は BMD の増加ないしは BMD 低下の進行を抑制する効果があり，骨病変を改善していると考えられる．しかしながら，腰椎 BMD の増加が骨症状（新規の脆弱性骨折，圧迫骨折）を直接的に減少させるどうかについては，厳密に検討された報告はなく，今後の研究が待たれる．

［推奨を臨床に用いる際の注意点］

　現在，わが国でゴーシェ病に対して使用可能な ERT 製剤はイミグルセラーゼとベラグルセラーゼアルファの 2 剤である．本 CQ は ERT 製剤間の比較を行うことは意図していない．ゴーシェ病は稀少難病かつ進行性の疾患であり，二重盲検無作為割り付け試験を行うことは困難であり，また，2 剤を比較する研究はないからである．また，神経型（2 型，3 型）ゴーシェ病の骨症状，骨病変を評価した適切な論文はないため，ゴーシェ病 1 型におけるエビデンスを参考に治療を行う．

［パネル会議・議決結果］

　アウトカム全体に関するエビデンスの質として，集まった研究はバイアスリスクならびに非直接性が全体的に高く，バイアスリスクは 2 段階，非直接性は 1 段階グレードダウンした．結果の非一貫性に関しては，骨折，骨壊死に対する治療効果を検討する研究ではアウトカムが異なる研究があったため，2 段階グレードダウンしたが，その他の結果に異質性は認めなかった．これらの結果から，全体的なエビデンスの確実性は，「B（中）」とした．

　利益と害のバランスについて，ERT による重篤な有害事象の報告はなく（CQ 11 参照），本 CQ において推奨度に影響は及ぼさないと判断した．

　患者の価値観や好みに関しては，患者個人毎に多様であるため，治療法の選択は患者毎に異なることに留意する必要がある．

　正味の利益とコストや資源のバランスに関しては，ERT は保険適用となっており，難治性疾患に対する効果と勘案し，中等度のコストと判断した．

　推奨のグレーディングに関して，本 CQ は本来 SRT との比較を行うことは意図していない．しかし，骨症状を改善する目的で治療を選択する場合，エビデンスレベルとしては同等であるが，ERT は使用年数が長く，豊富な使用経験があることから，現時点では強い推奨（**推奨度 1**）になるとパネル会議で全会一致した．

　議決結果，可（10），不可（0），要修正（0）．

［関連する他の診療ガイドラインの記載］

　欧州ワーキンググループ[21)]は，ゴーシェ病 1 型の骨病変に対する ERT 治療目標として，①骨折，骨壊死，骨痛，骨クリーゼの抑制，② BMD の増加を評価することを推奨している．

［治療のモニタリングと評価］

　本薬剤使用にあたっては，定期的に血液学的検査などを用いて，有害事象の有無を確認する．

　有効性の評価に関しては，骨症状の有無に注意し，骨病変に対しては経年的に DEXA による BMD の評価や MRI の骨髄内の輝度変化を定期的にモニターすることが望ましい（CQ 4，CQ 9，CQ 10 参照）．

［今後の研究の可能性］

　病的骨折抑制に関する，より長期的な骨病変への効果を調査した研究が必要である．また，治療効果判定のための有用なバイオマーカーや画像診断手法が必要である[22)]．

［文　　献］

1) Weinreb NJ, *et al*：Long-term clinical outcomes in type 1 Gaucher disease following 10 years of imiglucerase treatment. *J Inherit Metab Dis* 2013；**36**：543-553.

2) Andersson H, *et al*：Eight-year clinical outcomes of long-term enzyme replacement therapy for 884 children with Gaucher disease type 1. *Pediatrics* 2008；**122**：1182-1190.

3) Zimran A, *et al*：Treatment-naive Gaucher disease patients achieve therapeutic goals and normalization with velaglucerase alfa by 4years in phase 3 trials. *Blood Cells Mol Dis* 2018；**68**：153-159.

4) Drelichman G, *et al*：Clinical consequences of interrupting enzyme replacement therapy in children with type 1 Gaucher disease. *J Pediatr* 2007；**151**：197-201.

5) Nagral A, *et al*：Recombinant macrophage targeted enzyme replacement therapy for Gaucher disease in India. *Indian Pediatr* 2011；**48**：779-784.

6) Muranjan M, *et al*：Outcome of Gaucher disease in India：Lessons from prevalent diagnostic and therapeutic practices. *Indian Pediatr* 2016；**53**：685-688.

7) Charrow J, *et al*：The effect of enzyme replacement therapy on bone crisis and bone pain in patients with type 1 Gaucher disease. *Clin Genet* 2007；**71**：205-211.

8) Sims KB, *et al*：Improvement of bone disease by imiglucerase（Cerezyme）therapy in patients with skeletal manifestations of type 1 Gaucher disease：results of a 48-month longitudinal cohort study. *Clin Genet* 2008；**73**：430-440.

9) Hayes RP, *et al*：The impact of Gaucher disease and its treatment on quality of life. *Qual Life Res* 1998；**7**：521-534.

10) Kelman CG, *et al*：Metaphyseal undertubulation in gaucher disease：resolution at MRI in a patient undergoing enzyme replacement therapy. *J Comput Assist Tomogr* 2000；**24**：173-175.

11) Weinreb NJ, *et a*l：Effectiveness of enzyme replacement therapy in 1028 patients with type 1 Gaucher disease after 2 to 5 years of treatment：a report from the Gaucher Registry. *Am J Med* 2002；**113**：112-119.

12) Weinreb N, *et al*：Imiglucerase（Cerezyme）improves quality of life in patients with skeletal manifestations of Gaucher disease. *Clin Genet* 2007；**71**：576-588.

13) Weinreb N, *et al*：A benchmark analysis of the achievement of therapeutic goals for type 1 Gaucher disease patients treated with imiglucerase. *Am J Hematol* 2008；**83**：890-895.

14）Anderson LJ, *et al*：Long-term effectiveness of enzyme replacement therapy in adults with Gaucher disease：results from the NCS-LSD cohort study. *J Inherit Metab Dis* 2014；**37**：953-960.

15）Anderson LJ, *et al*：Long-term effectiveness of enzyme replacement therapy in children with Gaucher disease：results from the NCS-LSD cohort study. *J Inherit Metab Dis* 2014；**37**：961-968.

16）Drelichman G, *et al*：Skeletal involvement in Gaucher disease：An observational multicenter study of prognostic factors in the Argentine Gaucher disease patients. *Am J Hematol* 2016；**91**：E448-453.

17）Mistry PK, *et al*：Timing of initiation of enzyme replacement therapy after diagnosis of type 1 Gaucher disease：effect on incidence of avascular necrosis. *Br J Haematol* 2009；**147**：561-570.

18）Wenstrup RJ, *et al*：Effect of enzyme replacement therapy with imiglucerase on BMD in type 1 Gaucher disease. *J Bone Miner Res* 2007；**22**：119-126.

19）Mistry PK, *et al*：Osteopenia in Gaucher disease develops early in life：response to imiglucerase enzyme therapy in children, adolescents and adults. *Blood Cells Mol Dis* 2011；**46**：66-72.

20）Hughes DA, *et al*：Velaglucerase alfa（VPRIV）enzyme replacement therapy in patients with Gaucher disease：Long-term data from phase III clinical trials. *Am J Hematol* 2015；**90**：584-591.

21）Biegstraaten M, *et al*：Management goals for type 1 Gaucher disease：An expert consensus document from the European working group on Gaucher disease. *Blood Cells Mol Dis* 2018；**68**：203-208.

22）Mikosch P, *et al*：An overview on bone manifestations in Gaucher disease. *Wien Med Wochenschr* 2010；**160**（23-24）：609-624.

［資料一覧］

資料 CQ17-01　フローダイアグラムと文献検索式（p.116）

資料 CQ17-02　定性的 SR と SR レポート（p.121）

2　骨症状

CQ 18　SRTはゴーシェ病患者の骨症状を改善するか？

推奨

　SRTは骨病変画像所見（骨MRI，DEXA）を改善させるため，1型患者の骨症状を改善する可能性がある（推奨度2，エビデンスレベルC）

[付帯事項]

　神経型（2型，3型）ならびに小児患者の骨症状に対するSRTの効果についての論文はないため，1型におけるエビデンスを参考に治療を行う．

[背景・目的]

　ゴーシェ病の骨症状は，①成長障害や変形，②骨融解病変による骨脆弱性骨折や骨痛，骨クリーゼ，③骨壊死などがあげられる．骨症状はゴーシェ病患者のQOLに関わる重要な症状であるため，治療目標の1つとして骨症状の抑制は極めて重要である．酵素補充療法（enzyme replacement therapy：ERT）に続いて，基質合成抑制療法（substrate reduction therapy：SRT）が2015年5月からわが国でも承認され，使用が可能となった．先行する欧米でのデータをもとに，ゴーシェ病の骨症状に対するSRT（エリグルスタット）の治療効果を検証する．

[解説・エビデンス要約]

1　骨症状について

　SRTの骨症状への効果に関するエビデンスは，骨症状を主要評価項目にした臨床試験はなく，新たな骨病変を認めない等の記述が散見されるに留まる．骨折については，2件[1,2]の非盲検単一群第II相試験において，2年ないしは4年間の観察期間中に骨折の新規発生は認めなかったと報告されている．骨痛，骨クリーゼについては，1件[3]の第III相試験後の継続期長期投与試験と3件の非盲検単一群第II相試験[2,4,5]で言及されている．第II相試験ではいずれにおいても観察期間中（52週，2年，4年）に骨クリーゼを認めなかった．一方，第III相試験では，ERTからSRTに切り替えた4年間の観察期間中に157例中3例（2%）に骨クリーゼを認めたと報告している．小児の成長障害については，すべての試験が16歳以上を対象としており，検討された論文はなかった．

2　骨病変について

a　骨密度（BMD）

　BMDについては，2件の第III相ランダム化比較試験とその後の継続期長期投与試験の結果，および4件[1,2,4]の非盲検単一群第II相試験において評価されている．まず，非盲検単一群第II相試験において，2年間の観察[2]では骨減少症，骨粗鬆症をもつ患者の腰椎BMDが有意に改善した．長期投与を行った4年間の観

察[1,4]でも腰椎 BMD は優位に増加を認めている．

　治療歴のない 1 型患者に対する SRT 投与に関しては，9 か月の第 III 相ランダム化比較試験（ENGAGE study）[6]では，腰椎 BMD はプラセボ群と比較して有意な上昇は得られなかった．その後，全例を実薬投与に切り替え，18 か月で腰椎 BMD（Z スコア）は上昇傾向を示した[7]．なお，この研究の対象症例の 80 % 以上は軽症型変異（N370S 変異）を有していた．

　治療歴のある 1 型患者に対する ERT から SRT への切り替えについては，1 件[8]の第 III 相ランダム化比較試験（ENCORE study）にて，3 年以上 ERT（イミグルセラーゼ）投与を受け，すでに治療目標に到達している 18 歳以上のゴーシェ病 1 型患者を対象に行われた．1 年間の観察では腰椎および大腿骨の BMD（T スコア，Z スコア）は両群ともに治療前後で変化を認めなかったが，その後の延長試験[3]において，腰椎 BMD（Z スコア）は治療 2 年目以降 4 年目までベースラインと比較して有意に増加した[3]．なお，この研究の SRT 群症例の 90 % は軽症型変異（N370S 変異）を有していた．

b　骨 MRI

　ゴーシェ病における骨 MRI は，ERT や SRT によって骨髄内のゴーシェ細胞が減少するに従い正常の脂肪髄に改善していく過程を骨髄内の MRI の信号強度の変化として評価するものである．MRI で骨髄内低信号領域が減少することで骨病変が改善したと評価する．Kamath らは 4 年間の SRT により 18 例中 10 例（56%）で大腿骨骨髄内低信号領域が減少・改善したと報告している[1]．また，Lukinia らは 4 年間の SRT により 18 例中 9 例（50%）で腰椎骨髄内低信号領域が減少・改善し，18 例中 8 例で不変であったと報告している[4]．

　以上より，SRT が骨症状を改善するというエビデンスは弱い．しかし，骨病変（BMD，骨 MRI）に関しては改善するというエビデンスは認められており，骨症状と骨病変との相関性は不明であるが，骨病変の改善が，骨症状の改善をもたらす可能性がある．

［推奨を臨床に用いる際の注意点］

　SRT は経口薬であるため，患者のアドヒアランスや QOL の向上につながることが期待される．SRT 導入を検討した際は，必ず事前に CYP2D6 の遺伝子多型を調べる必要があり，CYP2D6 の遺伝子多型によって適応や用量調整が異なることに留意する（CQ 6 参照）．また，欧米における SRT の適応は 1 型のみで神経型（2 型，3 型）ならびに小児患者に対する適切な論文はない．加えて，欧米のエビデンスをそのまま日本人に用いる際には注意を要する．欧米患者の多くは日本人には認めない軽症型変異（N370S）を有している．この遺伝子変異の偏りは欧米と日本人の 1 型患者における臨床的重症度の差（欧米では成人発症例が多いのに対し，日本人症例は小児期発症が多く，より重篤な傾向）[9]に関連すると考えられている．そのため，日本人 1 型患者に対する治療効果はより慎重に評価する必

要がある.

[パネル会議・議決結果]

　アウトカム全体に関するエビデンスの質として，集まった研究はバイアスリスクおよび非直接性が全体的に高く，1段階グレードダウンした．結果の非一貫性に関しては，BMDに関して投与期間が短期(1年未満)の研究と長期(2年以上)で結果が異なったが，骨症状に関しては効果までに長期間の治療を要することが，ERTの先行研究でも示されていることから，ゴーシェ病の骨病変に対する治療全体に共通したものと考え，グレードダウンしなかった．これらの結果と論文数が極めて少ないことから，全体的なエビデンスの確実性は，「C(弱い)」とした．

　利益と害のバランスについて，SRTによる重篤な有害事象の報告は多くなく(CQ 14参照)，本CQにおいて推奨度に影響は及ぼさないと判断した．

　患者の価値観や好みに関しては，患者個人毎に多様であることに加えて，比較的新しい治療法であることから，ERTと比較して長期の有効性のデータがまだないため，治療法の選択は患者毎に異なることに留意する必要がある．

　正味の利益とコストや資源のバランスに関しては，ERTとSRTはともに保険適用となっており，標準的な投与量の場合，両者の薬剤費は同程度である．難治性疾患に対する効果とこれらを勘案し，中等度のコストと判断した．

　推奨のグレーディングに関して，本CQは本来ERTとの比較を行うことは意図していない．しかし，骨症状を改善する目的で治療を選択する場合，エビデンスレベルとしては同等であるが，エビデンスの数が多く，これまでの使用年数・経験の多いERTと比較した場合，現時点ではより弱い推奨(推奨度2)になるとパネル会議で全会一致した．

　議決結果，可(10)，不可(0)，要修正(0)．

[関連する他の診療ガイドラインの記載]

　米国における成人ゴーシェ病1型患者に対するSRT使用に関する推奨[9]によると，SRTは第一選択の治療法とされているが，その効果や副反応に関して，さらなる調査と観察が必要であるとし，骨に関しては治療開始前と治療開始後は1年毎にdual-energy X-ray absorptiometry(DEXA)によるBMDの評価と大腿骨MRI撮影(冠状断のT1およびT2強調画像)が推奨されている．また，欧州の推奨[10]でも米国と同様に第一選択の治療法として位置づけられているが，今後の追跡調査の重要性と定期的な効果判定を行う必要性(常に治療目標に到達・維持できているか再評価)について言及している(治療目標に関しては，CQ 10参照)．

[治療のモニタリングと評価]

　本薬剤使用にあたっては，適正使用を遵守し，併用禁忌薬剤や食品(グレープフルーツジュース等)に留意する．治療開始後は，定期的な心電図検査のほか，血液学的検査などを用いて，有害事象の有無を確認する(CQ 6参照)．有効性の

評価に関しては，診察や画像検査にて骨症状の有無に注意し，経年的に DEXA による BMD の評価や MRI の骨髄内の輝度変化を定期的にモニターすることが望ましい（CQ 4，CQ 9，CQ 10 参照）．

[今後の研究の可能性]

　本 CQ で対象とした RCT ならびに観察研究はバイアスのリスクが高く，より質の高い RCT が望まれる．加えて，今後は小児に対する適応拡大を目指した RCT の実施も待たれる．また，小児に関しては，成人と同様の評価が難しく（骨髄の信号強度は成長段階で異なり，正常の評価が難しいことや，バイオマーカーの正常値が異なること等），BMD 以外の小児のモニタリング方法の開発も求められる．

[文　　献]

1) Kamath RS, *et al*：Skeletal improvement in patients with Gaucher disease type 1：a phase 2 trial of oral eliglustat. *Skeletal Radiol* 2014；**43**：1353-1360.
2) Lukina E, *et al*：Improvement in hematological, visceral, and skeletal manifestations of Gaucher disease type 1 with oral eliglustat tartrate（Genz-112638）treatment：2-year results of a phase 2 study. *Blood* 2010；**116**：4095-4098.
3) Cox TM, *et al*：Eliglustat maintains long-term clinical stability in patients with Gaucher disease type 1 stabilized on enzyme therapy. *Blood* 2017；**129**：2375-2383.
4) Lukina E, *et al*：Eliglustat, an investigational oral therapy for Gaucher disease type 1：Phase 2 trial results after 4 years of treatment. *Blood Cells Mol Dis* 2014；**53**：274-276.
5) Lukina E, *et al*：A phase 2 study of eliglustat tartrate（Genz-112638），an oral substrate reduction therapy for Gaucher disease type 1. *Blood* 2010；**116**：893-899.
6) Mistry PK, *et al*：Effect of oral eliglustat on splenomegaly in patients with Gaucher disease type 1：the ENGAGE randomized clinical trial. *JAMA* 2015；**313**：695-706.
7) Mistry PK, *et al*：Outcomes after 18 months of eliglustat therapy in treatment-naïve adults with Gaucher disease type 1：the phase 3 ENGAGE trial. *Am J Hematol* 2017；**92**：1170-1176.
8) Cox TM, *et al*：Eliglustat compared with imiglucerase in patients with Gaucher's disease type 1 stabilised on enzyme replacement therapy：a phase 3, randomised, open-label, non-inferiority trial. *Lancet* 2015；**385**：2355-2362.
9) Balwani M, *et al*：Recommendations for the use of eliglustat in the treatment of adults with Gaucher disease type 1 in the United States. *Mol Genet Metab* 2016；**117**：95-103.
10) Belmatoug N, *et al*：Management and monitoring recommendations for the use of eliglustat in adults with type 1 Gaucher disease in Europe. *Eur J Intern Med* 2017；**37**：25-32.

[資料一覧]

2　骨 症 状

CQ 19　ゴーシェ病の骨合併症（骨折，骨クリーゼ，骨壊死）の治療は？

要約
- ERT により骨痛と骨クリーゼの発生頻度は治療開始 1 〜 10 年の経過で有意な改善が得られる．
- SRT による腰椎 BMD や骨 MRI での検討では骨病変の改善効果が示されており，骨症状を改善させることが期待される．
- 病的骨折に対する骨接合術は技術的に難しく，また手術治療そのものも出血や感染のリスクとなるため，病的骨折予防に努めることが極めて重要である．
- 大腿骨頭壊死は不可逆性の病変であり，股関節症変化に至った場合は人工関節置換術を選択せざるをえないが，人工関節置換術についても出血や感染のリスクが高く，また基盤にある骨脆弱性のためインプラントの弛みが生じるリスクも高い．

[解　説]

　酵素補充療法（enzyme replacement therapy：ERT）は骨髄内のゴーシェ細胞を減少させることにより，緩徐ではあるが骨病変を改善していく（**CQ 17** 参照）[1-3]．臨床的に，ERT により骨痛と骨クリーゼの発生頻度は治療開始 1 〜 10 年の経過で有意に改善したとの報告がみられる[4,5]．しかし，ゴーシェ病の骨融解病変による骨脆弱性骨折に対する，臨床的な ERT の治療効果については報告が少なく，現時点では判断できない．その理由として，臨床的に，骨脆弱性骨折は骨痛や骨クリーゼと比較してその発生頻度が低く，十分に検討されていないことがあげられる．菲薄化した骨皮質の代謝回転率は遅く，骨梁のリモデリングには骨髄組織と比較して長時間を要する．骨強度の回復には骨皮質が改善されなければならないことからも，病的骨折リスクが軽減されるためには，長期間にわたる継続的な ERT が必要であると考える．

　ゴーシェ病による骨合併症（骨折，骨クリーゼ，骨壊死）に対する基質合成抑制療法（substrate reduction therapy：SRT）の臨床的な治療効果については報告が少なく，現時点では判断できない．その理由として，骨症状をきたしやすい脾臓摘出例や長期にわたる未治療例に対する治療成績が検討されていないためである．しかし，dual-energy X-ray absorptiometry（DEXA）による腰椎骨密度（BMD）や，骨 MRI での検討では骨病変の改善効果が示されており，ゴーシェ病の骨症状を改善させることが期待される（**CQ 18** 参照）．

　病的骨折をきたしてしまうと，脆弱な骨に対する骨接合術は技術的に難しく，また手術治療そのものも出血や感染のリスクとなる．保存的治療では骨癒合を得るには通常の骨折治療より長期間を要するため，患肢機能の低下が危惧される．あらかじめ X 線学的な局所の骨強度の判定ならびに病的骨折のリスク評価を整形外科医によって行い，病的骨折予防に努めることが極めて重要である．また，

大腿骨頭壊死は不可逆性の病変であり，骨頭の圧壊や変形をきたし，関節軟骨の破壊による股関節症変化に至った場合は人工関節置換術を選択せざるをえないが，人工関節置換術も出血や感染のリスクが高く，また基盤にある骨脆弱性のためインプラントの弛みが生じるリスクも高い.

［文　　献］

1）阿部哲士：整形外科的治療．ゴーシェ病 UpDate．衞藤義勝，他（編），2016：120-123.
2）Mikosch P, *et al*：An overview on bone manifestations in Gaucher disease. *Wien Med Wochenschr* 2010；**160**（23-24）：609-624.
3）Mikosch P：Gaucher disease and bone. *Best Pract Res Clin Rheumatol* 2011；**25**：665-681.
4）Simsa KB, *et al*：Improvement of bone disease by imiglucerase（Cerezyme）therapy in patients with skeletal manifestations of type 1 Gaucher disease：results of a 48-month longitudinal cohort study. *Clin Genet* 2008；**73**：430-440.
5）Weinreb NJ, *et al*：Long-term clinical outcomes in type 1 Gaucher disease following 10 years of imiglucerase treatment. *J Inherit Metab Dis* 2013；**36**：543-553.

CQ 20　神経型ゴーシェ病の患者はどのような経過をたどるのか？

要約

- 神経型ゴーシェ病の患者は，2 歳未満で約半数が発症する．
- 症状は，眼球運動障害が最も高頻度に認められる．
- 喘鳴，嚥下障害，筋力低下，歩行障害は，乳児期早期に認めることが多い．
- 幼児期から学童期と年齢が進むにつれて，けいれん，振戦を認め，退行，難治性てんかん，寝たきりとなる例も存在する．
- 初期にゴーシェ病 1 型と診断されても，のちに神経型（3 型）と再分類される例が存在する．

[解　説]

　ゴーシェ病は，中枢神経症状の有無と重症度により，非神経型（1 型），急性神経型（2 型），亜急性神経型（3 型）に臨床分類される．2 型と 3 型に関しては，発症時期と神経症状の経過によって区別され，2 型は新生児期から乳児期に発症し，急速な神経症状の進行を示し，3 型は 2 型より発症年齢が遅く，進行も緩徐であるとされるが，両者の型には連続性があり，厳密には区別できない例も存在する．また，初期には 1 型と診断された例でも，のちに神経症状を認め，3 型と診断される例が存在することが知られており[1]，1 型と診断していても神経症状に注意する必要がある．神経症状は様々であり，半数以上で眼球運動障害，約半数で精神運動発達遅滞を認め，そのほか，失調，退行，不随意運動，けいれんを認める．

　Tylki-Szymanska らは，ゴーシェ病国際共同研究グループ（Inernational Collaborative Gaucher Group：ICGG）の Gaucher Registry（ICGGR）に登録されたゴーシェ病患者 4,760 例のうち，神経型の 17 か国 131 例の臨床症状と出現時期について詳細に報告している[2]．国別割合は，エジプト 31%，英国 14%，ポーランド 13%，スウェーデン 11%，米国 10%，その他 21% であり，神経症状発症年齢の中央値は 2 歳未満が全体の 47% を占めた．神経症状の多くは眼球運動障害で，水平注視障害 71%，眼球運動失行 63%，head thrusting* 55%，垂直注視障害 45%，緩徐で異常な追視 43%，内斜視 36%，筋力低下 25%，企図振戦 24%，構音障害（4 歳）22%，嚥下障害 20%，運動失調 20%，錐体外路障害 18%，けいれん全体で 16%，安静時振戦 16%，痙性 15%，咀嚼障害 11%，吸気性喘鳴（1 歳）11%，ミオクローヌス発作 2% であった．多くの症状が中央値 2 歳未満で認められているが，けいれんの発症年齢の中央値は 5 歳であり，けいれんの内訳は，強直間代性 6%，間代性 4%，強直性 3%，ミオクローヌス発作 2%，欠神発作 1% であり，複数のけいれんの特徴を示す例も存在した．また，筋力低下や，球麻痺症状としての喘鳴や嚥下障害は頻度としては 10% ほどであるが，1 歳までに認めることが多かった．

＊：head thrusting とは，視線の方向を変える際に過剰に首を振る現象を指す．神経型ゴーシェ病では水平性の衝動性眼球運動（saccade）が障害されやすく，視線を急速に動かすことが困難になる（眼球運動失行）．それを代償するために，患者は無意識的に前庭眼反射を利用して注視目標に向かって急速に首を振る．頭部の回旋に引き続いて眼球は首を急速に振ったほうに向かい，視線の位置が注視目標に達すると，ゆっくり首を戻して顔も視線の方向に合わせる．患者は視線を変えるたびにこの首振りをする．また，この首振りの際に，過剰にまばたきをする（excessive blinking）こともある[3]．

［文　献］

1）Tajima A, et al：Clinical and genetic study of Japanese patients with type 3 Gaucher disease. Molec. *Genet Metab* 2009；**97**：272-277.
2）Tylki-Szymańska A, et al：Neuronopathic Gaucher disease：demographic and clinical features of 131 patients enrolled in the international collaborative Gaucher group neurological outcomes sub-registry. *J Inherit Metab Dis* 2010；**33**：339-346.
3）成田　綾, 他：先天代謝異常症と眼：Gaucher 病の眼科所見と治療．神経眼科 2012；**29**：303-309.

3　神経症状

CQ 21　ゴーシェ病の神経症状の治療はどのようにするか？

要約
- 神経症状の治療は対症療法が中心である.
- ゴーシェ病に対する特異的な対症療法はなく, 基本的に他の進行性神経筋疾患や重症心身障害児者で必要とされるものと同様であるが, しばしば治療抵抗性である.
- てんかん発作や不随意運動, 痙縮の治療のために多剤併用療法となるが, 多くは鎮静作用や流涎増加作用があるため, 呼吸抑制や誤嚥のリスクに留意する.

[解　説]

　ゴーシェ病の治療は, 酵素補充療法(enzyme replacement therapy：ERT)や基質合成抑制療法(substrate reduction therapy：SRT)などの疾患特異的治療法が開発され, 患者の全身状態や QOL の改善が望めるようになってきた. 一方で, 神経症状に対するこれらの治療法の効果は限定的であるため, 神経症状の治療は依然として対症療法が中心である. なお, 神経症状に効果が期待される新規治療法の開発については, 第 1 章-V の「ゴーシェ病治療の今後の展望」(p.81)を参照されたい.

1　てんかん, 不随意運動の治療

　神経型ゴーシェ病ではてんかん発作(全般強直間代発作やミオクロニー発作)や不随意運動(ミオクローヌスやジストニア)を伴い, 進行性でしばしば治療抵抗性である. その治療は他のてんかん症候群や不随意運動と同様, 発作型に応じて薬剤選択がなされるが, 有効性は症例により異なる. てんかん発作, ミオクローヌスに対してはおもにバルプロ酸とベンゾジアゼピン系(クロナゼパム等)との組み合わせが用いられる. レベチラセタムは, ゴーシェ病のミオクローヌス重積状態の改善[1]やその他の進行性ミオクローヌスてんかん(progressive myoclonus epilepsy：PME)のてんかん発作およびミオクローヌスに効果が示されており, 治療選択薬の 1 つと考えられる. また, トピラメートやゾニサミド, ペランパネルも他の基礎疾患に起因する PME で併用薬として有効性が示されており, ゴーシェ病においても選択薬剤の 1 つと考える. また, 高用量のピラセタム(24 g/日)が PME(Unverricht-Lundborg 病)のミオクローヌスに有効であるとする報告もある[2].

　一方で, 抗てんかん薬のいくつか(フェニトイン, カルバマゼピン, ガバペンチン, ビガバトリン, ラモトリギン等)は潜在的に PME やミオクローヌスを悪化させる作用をもつことが報告されており, 一般的には避けるべきとされる[3,4]. しかし, フェニトインに関しては, ゴーシェ病 3 型の 1 例を含む 9 例の重度進行例の PME 患者(6 例が寝たきり)のけいれん重積に対してボーラス投与の有効性や, その後の内服によるけいれん重積の予防やミオクローヌスの軽減効果が確認された症例報告があり[5], 副作用を十分にモニタリングする必要はあるが, 従来

の治療で特にけいれん重積のコントロールに難渋するような症例に対しては選択肢となる場合もありうる.

てんかん発作やミオクローヌスの非薬物療法としては，迷走神経刺激療法（vagus nerve stimulation：VNS）や深部脳刺激療法（deep brain stimulation：DBS）があげられるが，いずれも症例の蓄積は少なく，ゴーシェ病やその他のPMEに対する有効性は未だ確立されていない．VNSに関しては，ゴーシェ病3型の1例に行われ，けいれん重積が改善されたとの報告がある[6].

2　痙縮治療

神経型ゴーシェ病患者では痙縮（spasticity）を呈することが多く，過度の筋緊張亢進状態が間欠的または持続的に生じ，その結果，疼痛や頻脈，嚥下障害の増悪，発汗過多，睡眠障害，体重増加不良，睡眠障害が続発することもしばしばある．さらには，側彎症の悪化やそれに伴う胸郭の変形からくる拘束性呼吸障害，骨折，関節の変形拘縮・脱臼，胃食道逆流症の悪化など二次障害を引き起こし，QOLの著しい低下をもたらすため，痙縮の治療は重要である.

内科的治療としては，種々の抗痙縮薬の投与が試みられており，ダントロレンやバクロフェン，チザニジン，ジアゼパムやクロナゼパムなどが一般的に用いられる[7]. いずれの薬剤も低用量から開始して，眠気や流涎などの副作用の出現に注意しながら段階的に増量する．間欠的な経口薬のみで十分な抗痙縮効果を得ることは難しい場合も多く，チザニジンの持続注入などが試みられる場合がある[8]. 持続的な筋緊張亢進状態に対する痙縮治療への反応が不良の場合，原疾患に伴うジストニアの合併（ジストニア重積状態）も念頭に置き，ミダゾラムなどによる鎮静のほかに，中枢性抗コリン薬であるトリヘキシフェニジルの併用が有効なこともあるが，明確なエビデンスはない.

内科的治療や神経リハビリテーションに加え，外科的治療として，ボツリヌス療法やバクロフェン髄腔内投与注療法（intrathecal baclofen therapy：ITB），機能的後根切除術などがある．痙縮に対するボツリヌス療法は近年，一般的な治療法として普及しており，脳性麻痺リハビリテーションガイドラインにおいても，「1. 上下肢の痙縮や筋緊張，関節可動域において時間制限つきであるが有益な効果を発揮し，歩行も改善するので強く勧められる（グレードA）」とされる．ボツリヌス毒素を目的とする筋肉内に注射することで，高い特異性で筋弛緩作用が得られ，毒素の効果は通常3〜4か月持続し，疼痛の緩和や日常生活での介助量の減少，リハビリテーションとの相乗効果が期待されるなどのメリットがあげられる．一方で，繰り返しの注射による効果の減弱化や長期投与に伴う筋の成長への影響は不明であり，長期観察が必要である.

ITBは，従来の治療法で十分コントロールできない重度痙縮に対して2006年に保険適用となり，小児に対しても2007年に適応が追加承認された．脳性麻痺リハビリテーションガイドラインにおいても，広範囲にわたる難治性痙縮の治療として勧められる（グレードB）とされている．国内では71例の小児痙縮例に対

して使用成績が報告されており[9]，スクリーニング検査実施の87.3%が有効と判定され，その69%が長期持続投与（バクロフェンポンプ埋込術施行）に移行しており，有意な改善を認めた．安全性に関しては長期持続投与例における手術関連合併症は10%以下で，有害事象発現率は成人と比して有意な増加を認めなかったとされ，現行の治療が無効な重度痙縮に対する有用な治療法の1つと考えられる．

　そのほか，フェノールブロックや選択的脊髄後根切除術，末梢神経縮縮術，整形外科的選択的軟部組織解離術など多くの外科的治療があり，その重症度や分布（限局性，全身性），治療の目的，治療による合併症のリスクなど，それぞれの患者の状態に合わせて治療法を選択する．また，痙縮治療に携わる医療従事者（小児科医，整形外科医，リハビリ医，脳外科医，麻酔科医，理学療法士，作業療法士等）の専門枠を越えた連携が重要となる．

［文　　献］

1) Vaca GF, *et al*：Gaucher disease：successful treatment of myoclonic status epilepticus with levetiracetam. *Epileptic Disord* 2012；**14**：155-158.
2) Koskiniemi M, *et al*：Piracetam relieves symptoms in progressive myoclonus epilepsy：a multicentre, randomised, double blind, crossover study comparing the efficacy and safety of three dosages of oral piracetam with placebo. *J Neurol Neurosurg Psychiatry* 1998；**64**：344-348.
3) Kalviainen R, *et al*：Clinical picture of EPM1-Unverricht-Lundborg disease. *Epilepsia* 2008；**49**：549-556.
4) Genton P, *et al*：Lack of efficacy and potential aggravation of myoclonus with lamotrigine in Unverricht-Lundborg disease. *Epilepsia* 2006；**47**：2083-2085.
5) Miyahara A, *et al*：Reassessment of phenytoin for treatment of late stage progressive myoclonus epilepsy complicated with status epilepticus. *Epilepsy Res* 2009；**84**：201-209.
6) Fujimoto A, *et al*：Clinical utility of vagus nerve stimulation for progressive myoclonic epilepsy. *Seizure* 2012；**21**：810-812.
7) 日本リハビリテーション医学会：脳性麻痺リハビリテーションガイドライン（第2版）．金原出版，2014：152-170.
8) 日衛嶋郁子，他：混合性四肢麻痺を呈する患者の全身性の筋緊張亢進に対する tizanidine（hydrochloride）（テルネリン®）持続注入の効果．脳と発達 2015；**47**：28-31.
9) 師田信人，他：小児痙縮に対する baclofen 髄注療法：国内初期使用成績のまとめ．脳と発達 2014；**46**：179-186.

3　神経症状

CQ 22　ゴーシェ病とパーキンソン病の関連は？

要約
- ゴーシェ病1型患者は，パーキンソン病を発症するリスクが高い．
- ゴーシェ病の病原性変異の保因者は，パーキンソン病を発症するリスクが高い．
- ゴーシェ病患者の血縁者に対する遺伝カウンセリングや情報提供は，今後の課題である．
- ゴーシェ病に対する現在利用可能な治療法においては，パーキンソン症状を含む神経症状の改善を示す報告はされていない．

［解　説］

　北米のゴーシェ病1型患者444例に対して12年間の観察を行ったところ，11例が観察期間中にパーキンソン病を発症した．パーキンソン病を発症する危険度は，一般集団と比較して21.4倍と報告されている[1]．フランスの1型患者105例に対する横断的サーベイの結果，4例（4%）がパーキンソン病と診断されており，22例（21%）がパーキンソン病を示唆する所見を認めたと報告されている[2]．ゴーシェ病国際共同研究グループ（Inernational Collaborative Gaucher Group：ICGG）のGaucher Registry（ICGGR）に登録された1型患者の解析の結果，パーキンソン症状を発症する危険度は，一般集団と比較して6～17倍と推定され，パーキンソン症状を発症する1型患者の頻度は70歳以前で5～7%，80歳以前で9～12%と推定されている[3]．

　ゴーシェ病患者だけでなく，ゴーシェ病の病原性変異の保因者がパーキンソン病を発症するリスクが高いことが，様々な集団で報告されている．日本からは，ゴーシェ病の病原性変異の保因者のオッズ比は28.0倍と報告されている[4]．複数の研究グループが共同で行った国際共同研究によると，研究グループ間の解析方法の違いや，集団における病原性変異の保因者頻度があるものの，メタアナリシスの手法でデータを統合すると，日本とノルウェイを除外したゴーシェ病の病原性変異の保因者のオッズ比は5.43倍と有意に高いことが報告されている（注：日本とノルウェイのゴーシェ病の病原性変異の分布は他の欧米諸国と異なることから，この両国のデータは除外されている）[5]．国際共同研究の結果に比して，日本でのゴーシェ病の病原性変異の保因者のPD発症リスクのオッズ比が高い理由は，日本においてはL444P変異の保有者が多く，神経保護的に働くとされる軽症変異（N370S変異）の保有者がいないことが原因として考えられている．

　ゴーシェ病の病原性変異の保因者については，パーキンソン病発症のリスクは高くなるものの，発症を確実に予測することはできない．そのため，ゴーシェ病患者の血縁者における保因者に対する遺伝カウンセリングや情報提供については，慎重な対応を要する．保因者にパーキンソン病の症状が出現した場合は，パー

キンソン病としての治療を受けることができる.

　なお，現在，日本国内で利用可能なゴーシェ病に対する治療薬として，酵素補充療法（enzyme replacement therapy：ERT）ではイミグルセラーゼ，ベラグルセラーゼアルファ，基質合成抑制療法（substrate reduction therapy：SRT）ではエリグルスタットがある．いずれも適応は「ゴーシェ病の諸症状（貧血，血小板減少症，肝脾腫および骨症状）の改善」であり，パーキンソン症状を含む神経症状の改善を示す報告はされていない．血液脳関門透過型 SRT や分子シャペロン療法の開発が進められている.

［文　　献］

1）Bultron G, *et al*：The risk of Parkinson's disease in type 1 Gaucher disease. *J Inherit Metab* 2010；**33**：167-173.
2）Chérin P, *et al*：The neurological manifestations of Gaucher disease type 1：the French Observatoire on Gaucher disease（FROG）. *J Inherit Metab Dis* 2010；**33**：331-338.
3）Rosenbloom B, *et al*：The incidence of Parkinsonism in patients with type 1 Gaucher disease：Data from the ICGG Gaucher Registry. *Blood Cells Mol Dis* 2011；**46**：95-102.
4）Mitsui J, *et al*：Mutations for Gaucher disease confer high susceptibility to Parkinson disease. *Arch Neurol* 2009；**66**：571-576.
5）Sidransky E, *et al*：Multicenter analysis of glucocerebrosidase mutations in Parkinson's disease. *N Engl J Med* 2009；**361**：1651-1661.

4　その他

CQ 23　ゴーシェ病患者に対する社会的サポート体制は？

要約

● ゴーシェ病は，小児慢性特定疾病医療費助成制度および指定難病医療費助成制度の対象疾患である．

● これらの医療費助成を受けるためには，医療受給者証が必要となるため，確定診断後は速やかに指定医による医療意見書（診断書）等の必要書類をそろえ，都道府県・指定都市の窓口に申請する（治療開始前の申請が望ましい）．

● 利用可能な福祉制度は多岐にわたり，複雑であるため，医療ソーシャルワーカーや難病相談支援センターと積極的に連携し，療養生活の質の維持向上を支援する．

〔解　説〕

　ゴーシェ患者に対する社会保障制度は様々なものがあり，大きく分けると，医療費に関する支援制度と，日常生活に関する支援制度がある．支援内容は多岐にわたり，その制度は複雑であるため，各医療機関に配置されている医療ソーシャルワーカーや各都道府県・指定都市に設置されている難病相談支援センターへ積極的に助言を求め，療養生活の質の維持向上を支援する．

1　医療費に関する社会保障

　確定診断がなされたのちに，すべての患者で病状に関わらず，まず行うのは医療費助成制度の申請である．ゴーシェ病は小児慢性特定疾病医療費助成制度および指定難病医療費助成制度の対象疾患であり，いずれかの公費医療の適応となる．さらに病状に応じて，重度心身障害者医療費助成制度による公費医療適応後の医療費の自己負担額の助成がある．

a　小児慢性特定疾病医療費助成制度

　小児の健全育成を目的として，医療費自己負担分の補助を目的とした事業である．ゴーシェ病は，小児慢性特定疾病の先天代謝異常症の疾患群のライソゾーム病に分類されている（「8 先天性代謝異常」–「6 ライソゾーム病」–「90 ゴーシェ病」）．対象となるのは 18 歳未満の児童（18 歳の時点で，引き続き治療が必要であると認められる場合は 20 歳未満まで延長可能）である．本助成における自己負担上限額（月額）は所得などにより異なるが，最大でも月 15,000 円と決められている．世帯収入によって自己負担上限額が決まるため，毎年更新が必要である．

b　指定難病医療費助成制度

　ゴーシェ病は，難病法の定める指定難病として「19 ライソゾーム病」に含まれている．この制度に対象年齢の制限はないが，小児患者（20 歳未満）に関しては小児慢性特定疾病医療費助成制度による医療費助成を受ける場合が多い（詳細後述）．本助成制度にかかる自己負担上限額（月額）は所得などにより異なるが，最

大でも月 30,000 円と決められている(ゴーシェ病では階層区分が「高額かつ長期(月毎の医療費総額について 5 万円を超える月が年間 6 回以上ある場合)」に該当するため，その場合は 20,000 円が月額上限となる)．世帯収入によって自己負担上限額が決まるため，毎年更新が必要である．

　小児慢性特定疾病医療費助成制度および指定難病医療費助成制度による医療費助成を受けるためには，患者ないしは保護者が申請を行い，医療受給者証の交付を受けることが必要となる．申請窓口は都道府県・指定都市によって異なるため，住所地管轄の保健所等に確認する．また，これらの医療費助成の給付を受けることができるのは，原則として指定医療機関で行われた医療に限られる．指定医療機関とは，都道府県から指定を受けた病院・診療所，薬局，訪問看護ステーションのことで，申請時に通院・利用予定の施設を登録する(複数登録可)．申請の際には，指定医による医療意見書(診断書)が必要であり，文書作成料が患者負担として発生する．また，本診断書は都道府県から指定を受けた指定医(小児慢性特定疾病指定医，難病指定医)に限り作成することができる．指定医療機関や指定医，医療意見書の書式は難病情報センターのウェブサイト(表 1)より確認，ダウンロード可能である．申請日から医療費の助成を受けることが可能となるため，確定診断後は速やかに(特に治療を開始する前までに)申請を行うことが望ましい．

　小児期発症の患者に対してどちらの制度に申請するかということに関して，自己負担上限額は小児慢性特定疾病医療費助成制度のほうが低いため，19 歳までは小児慢性特定疾病医療費助成制度を利用し，20 歳以降より指定難病医療費助成制度を利用するのが一般的である．また，同一世帯内に複数の患者が存在する場合，世帯の負担が増えないように世帯内の対象患者数を勘案して負担上限額を按分する制度がある．同様に，同一世帯内に小児慢性特定疾病対象患者と指定難病対象患者が存在する場合も同様に，負担上限額を按分する制度がある．

　加えて，これら公費医療適応後の医療費の自己負担額に対する助成として，重度心身障害者医療費助成制度がある．対象は身体障害者手帳や療育手帳，精神障害者保健福祉手帳の交付を受けている人で，等級に指定があるため，該当となるかは住所地管轄の役所窓口に確認する．また，医療費に関する一般の支援制度として医療費控除(確定申告により，かかった医療費の一部を還付してもらう制度)がある．

表 1 ▷ **参考となるウェブサイト**

ウェブサイト名	URL
小児慢性特定疾病情報センター	https://www.shouman.jp/about/
難病情報センター	http://www.nanbyou.or.jp/
都道府県・指定都市難病相談支援センター一覧	http://www.nanbyou.or.jp/entry/1361
LYSO LIFE ライソゾーム病といっしょに	https://www.lysolife.jp/index.html

2　日常生活に関する社会保障

　日常生活および社会生活の総合的な支援を目的とした障害者総合支援法の対象範囲が拡大し，難病も該当するようになり，自立支援給付［日常生活用具（ネブライザー，車いす，電気式喀痰吸入器等の給付）］などが利用可能となっている．支援内容は多岐にわたり，その制度は複雑であるため，各医療機関に配置されている医療ソーシャルワーカー（medical social worker：MSW）や各都道府県・指定都市に設置されている難病相談支援センターに相談し，必要な情報の提供や助言を受ける．

　また，以下の手当ても病状に応じて支給される．詳細は住所地管轄の役所窓口に確認する．

a　特別児童扶養手当

　20歳未満で精神または身体に障害を有する児童を家庭で監護，養育している父母等に支給される．

b　障害児福祉手当

　精神または身体に重度の障害を有するため，日常生活において常時の介護を必要とする状態にある在宅の20歳未満の者に支給される．

c　特別障害者手当

　精神または身体に著しく重度の障害を有するため，日常生活において常時特別の介護を必要とする状態にある在宅の20歳以上の者に支給される．

d　特定疾患見舞金制度

　小児慢性特定疾病および指定難病と認定されて医療受給者証の交付を受けた患者ないしは保護者に対して自治体（市区町村）より見舞金が支給される制度である．本制度に関しては，自治体によって制度がない場合もあるため，詳細は住所地管轄の役所窓口に確認する．

4　その他

CQ 24　QOL の維持向上に必要な要素・資源・アプローチは？

要約
- 医療費や社会保障制度に関しては，福祉職と連携して情報提供を行う（CQ 23 参照）．
- 痛みや易疲労感・倦怠感などの症状に対して，モニタリングと介入を行う．
- 社会参加（就学・就労）に関して，医療の立場からも積極的に関わり，適切な配慮が得られるよう働きかける．
- ピアサポート（難病相談・支援センターや患者会）の情報提供を行う．

［解　説］

　QOL（quality of life）とは「生活の質」と訳されることが多いが，治療や療養生活を送る患者の肉体的，精神的，社会的，経済的，すべてを含めた生活の質を意味する．病気による症状や治療の副作用などにより様々な生活の変化が生じるが，QOL はこのような変化の中にあっても患者が自分らしく納得のいく生活の質の維持を目指すという考え方である．また，ゴーシェ病は小児期に発症することが多いため，患者家族の QOL も同時に重要である．従来，治験などのゴーシェ病の治療薬開発では，肝脾腫や血液学的異常（ヘモグロビン値，血小板数），骨密度の変化などが治療の有効性に関する評価指標として用いられてきたが，近年はこういった数値の改善などの短期的な目標のみならず，長期目標として QOL の維持向上を重要視していく流れになってきている（CQ 10 参照）．

　そこで，どのようなことがゴーシェ病患者ならびに家族の QOL 低下につながっているのかを把握するために，日本ゴーシェ病の会（患者会）により成人患者を対象としたアンケート調査が実施された．回答者数は 25 名（1 型 12 名，2 型 1 名，3 型 12 名）で，年齢は 10 代から 60 代まで幅広かった．診断時年齢は 15 名（60％）が 10 歳未満であった．調査結果の概要を以下に抜粋する．

1　医療（治療）に関して

　投薬処方を受けている診療科は小児科，次いで整形外科で，全体の 80％ を占めた．「治療を受け始めて体の変化を大きく感じるところは？」という質問に対しては，「腹部の張りがなくなった」や「痛みが出にくくなった」，「体調を崩しにくくなった」，「疲れにくくなった」などが多く回答された．一方，今後の不安として，治療費負担増の懸念や介護が受けられるか，神経症状などの進行でどのような状態になるのかなど，見通しを立てにくいことに対する回答が寄せられた．

2　日常生活に関して

　「健常者との違いや生活の差をどのようなときに感じるか？」という質問に対しては，易疲労感・倦怠感が多く回答された．「通院だけでも非常に疲れてしまい，

週に1日は終日寝ている日を作らないと体調を崩してしまう」とか，「買い物など
に出かけても，疲れて買い物の途中であきらめて帰る」など，易疲労感・倦怠感
を強く感じていることが判明した．また，自動車の運転や公共交通機関の利用な
ど，1人での移動能力については，全体の40％ができないと回答しており，長
時間の歩行の難しさも相まって，外出をためらうという回答が目立った．また，
痛みに関しても同様に多くの回答が寄せられた．長時間の歩行や立位，運動がきっ
かけになったり，正座やあぐらがかけないなど，骨に関連する痛み（骨痛）がある
一方，誘因不明の突然の痛みもあった．痛みを改善させるために，疼痛部を圧迫
するという回答が複数あった．鎮痛薬も用いるが，「痛みがなくなるまで，ただ
我慢する」とか，「黙って耐えるしかない．自分の声が響いても激痛が走る」など，
QOLを著しく損ねていることが判明した．

3 就学，就労に関して

「学生時代に病気のことを周囲に伝えたかどうか？」に関しては，約30〜50％
が教師や友人に伝えており，伝えた人の約90％（17名中15名）は周囲の理解が得
られたと回答しているが，体育の授業や運動会，修学旅行などの行事に参加でき
ない人も半数程度おり，80％（15名中12名）で病気によって就学や就職に影響が
あったと回答している．一方，職場に関しては，関係する人や上司のみに約60％
（14名中8名）が伝えており，50％（14名中7名）が通院休暇を取得して通院時間
を確保している．しかし，上司の異動で情報伝達が十分になされずに困ったり，体
調不良時に配慮が得られないなど，職場で十分に理解が得られていない現状が寄
せられた．また，就学や就職の不安や希望について，約70％は家族内で話して
いるが，家族以外の人や担当医とは30〜40％しか話さないと回答している．

4 まとめ

以上のことから，たとえ長期に治療を行っていても，未だ解決されず，QOL
を損なう問題が数多くあり，その内容は医療から福祉まで幅広いものであるとい
うことがあらためてわかった．今後，QOLの維持向上のためになすべきことと
して，医療費助成制度や社会保障制度に関しては，福祉職と連携して必要な情報
提供を行う（CQ 23参照）．

医療的な観点からは，患者会のアンケート調査から易疲労感・倦怠感や疼痛が
多くの患者で認められることが示された．既報告でもゴーシェ病1型患者で長期
ERTによっても改善が得られていない症例報告が散見されるため，医療者から
積極的に問診する必要がある．また，疼痛は骨痛，骨クリーゼのみならず，晩期
合併症としての末梢神経障害による神経性疼痛の報告もあるため，丁寧な診察と
疼痛管理を検討する必要がある．治療法の選択の際には，治療効果だけでなく，
QOLを維持向上できるかどうかという観点が重要になってくるが，ゴーシェ病
の疾患特異的QOL評価法はまだなく，今後の開発が待たれる．

社会参加（就学や就労）に関しては，患者とよく相談したうえで，学校や職場に

<table>
<tr><td colspan="2">表1　参考となるウェブサイト</td></tr>
<tr><th>ウェブサイト名</th><th>URL</th></tr>
<tr><td>難病情報センター</td><td>http://www.nanbyou.or.jp/</td></tr>
<tr><td>日本ゴーシェ病の会</td><td>https://www.gaucherjapan.com/</td></tr>
<tr><td>先天代謝異常症患者登録制度（JaSMIn）</td><td>https://www.jasmin-mcbank.com/</td></tr>
</table>

対して，疾患の正確な情報と配慮してほしい内容を具体的に情報提供することはしばしば有益である．疾患を知らないことは適切な配慮を得られにくくする大きな要因であるため，日本ゴーシェ病の会では，疾患啓発用のリーフレットを作成し，配布する取り組みをしている．また，ゴーシェ病は稀少疾患であることに加えて，臨床病型によっても症状や抱える問題が様々である．そのため，診断された場合，多くの患者や家族が孤立感を抱えやすく，このことが社会参加をより一層困難にする．そのため，同じ困難や境遇をもつ人が互いに支え合い，助け合うこと（ピアサポート，ピアカウンセリング）が重要となってくる．その一助となるものが，都道府県難病相談・支援センターや患者会である．わが国にはゴーシェ病の患者会として「日本ゴーシェ病の会」（表1）があり，患者会の目的として，①ゴーシェ病の正しい知識を得て，明るい療養生活を送れるように会員相互の情報交換ならびに交流を図る，②互いに苦痛を支え合い，精神的な支えとなる場を提供する，③ゴーシェ病を広く社会に啓発し，その理解と協力のもとに医療福祉の増進を図る，とある．また，治験情報や勉強会などの案内は，日本先天代謝異常学会の患者登録委員会によって運営される先天代謝異常症患者登録制度（JaSMIn）に登録することでも入手可能である．

［参考文献］
1）Zion YC, *et al*：Rethinking fatigue in Gaucher disease. *Orphanet J Rare Dis* 2016；**11**：53.
2）Devigili G, *et al*：Chronic pain in Gaucher disease：skeletal or neuropathic origin? *Orphanet J Rare Dis* 2017；**12**：148.

V 診断や診療のための参考事項

遺伝カウンセリング

　ゴーシェ病は遺伝性疾患であるため，元来，遺伝カウンセリングが重要であるのはいうまでもない．そのうえ，社会的整備や研究・開発によって，状況は変化している．2008年以降，ゴーシェ病は，ライソゾーム病として遺伝学的検査および遺伝カウンセリングが保険収載された．現在，複数の治療法があり，新たな治療も研究・開発中である．病型・重症度・遺伝子変異などによって治療法の適応が異なる場合がある．こういった理由から，以前にも増して遺伝カウンセリングが重要となっている．

1　遺伝カウンセリングの概要

　遺伝カウンセリングは，クライエントの心情に配慮しつつも，確固たる事実やできるだけ最新の知見を提供し，そのうえで，それらの理解・受け入れと，意思決定の過程を支援していく継続的な努力が必要である．より詳細な理念は日本医学会『医療における遺伝学的検査・診断に関するガイドライン』で述べられている[1]．

　遺伝カウンセリングは，できるだけ遺伝の専門家（臨床遺伝専門医）が行うか，同席することが望ましい．さらに，できれば認定遺伝カウンセラー，そうでなくても看護師などのメディカルスタッフが同席し，理解の支持や心情のフォローをできる体制を整えることが必要である．患者やその家族は，多くの場合，それまで知りもしなかった難病に罹患したり，その家族をもったりすることになり，また同時に，今まで考えたことのなかったような遺伝的問題が生じることになるため，精神的動揺は少なからずみられるはずである[2]．そのため，その場では理解したようにみえても，実際は理解しきれない場合や，理解していても心情として受け入れられない場合もあると考えられる．初期対応やその後のフォローによって疾患や遺伝に対する受け入れや，治療に対するアドヒアランスに影響する可能性がある．よって，罹患者のみならず，家族の心情も含めてフォローすることが重要である．

2　遺伝性・遺伝形式の説明

　ゴーシェ病は，遺伝性の疾患である．遺伝形式は常染色体劣性である．責任遺伝子は *GBA* で，2本ある一対の染色体（相同染色体）上に存在する一対の対立遺

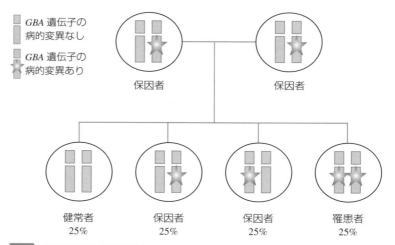

GBA 遺伝子の
病的変異なし

GBA 遺伝子の
病的変異あり

保因者　　　　　　　　　　　保因者

健常者　　　　　保因者　　　　　保因者　　　　　罹患者
25%　　　　　　25%　　　　　　25%　　　　　　25%

図1　常染色体劣性遺伝形式
両親が保因者の場合，その児は，性別に関係なく，上図のような確率になる．

伝子（アレル）の双方に病的変異を有する場合に，酵素が産生されない，または著しく活性が低くなるため，基質が十分に分解されず様々な臓器に蓄積し発症する．片方のアレルにのみ病的変異をもつが，もう一方のアレルが正常であるため酵素が産生され発症しない場合を保因者という．通常，患者の両親はともに保因者であり，患者は両親それぞれから病的変異を受け継ぎ発症する．両親が保因者である場合には，同胞が発症，罹患する確率は 25 %であり，症状を呈しないが保因者となる確率は 50 %，変異をもたず発症もしない確率は 25 %である（図1）．

3　検査前後の遺伝カウンセリング

　ゴーシェ病の診断にあたって，遺伝学的検査（酵素活性測定あるいは遺伝子検査）を実施する際は，主治医が検査の妥当性・有用性などについて本人もしくは代諾者に十分な説明を行い，インフォームドコンセントを得たうえで実施することが必要である．ただし，未発症家族の遺伝学的検査や出生前診断を実施する場合においては，妥当性・必要性について十分な遺伝カウンセリングが必要である．

4　治療に関する遺伝カウンセリング

　ゴーシェ病には現在複数の治療の選択肢がある．様々な治療研究も続けられており，今後も新たに承認されたり，開発されたりする治療もあると考えられる．それらは，病型，年齢，発症からの経過などによってその適応に幅がある．ゴーシェ病の遺伝学的検査や結果説明に際する遺伝カウンセリングの実施においては，これら治療の説明を十分に行い，患者の選択を支持するのも遺伝カウンセリングの役割の 1 つである．特に，基質合成抑制剤（エリグルスタット）と肝臓における薬物代謝に関わる CYP2D6 活性の検査においても遺伝カウンセリングが必要である[3]（CQ 6，CQ 3 参照）．

5　出生前診断

　ゴーシェ病は，発端者が重篤である場合に，施設毎での承認のもと，その両親の新たな挙児において出生前診断の適応となる可能性がある．その場合，単に検査の説明や段取りだけでなく，あらためて疾患の概要や遺伝形式の確認，両親の保因者診断の施行，実施前の検査内容説明，結果通知，その後のフォローなど，それぞれのタイミングで十分な遺伝カウンセリングが必要である．

ゴーシェ病治療の今後の展望

　酵素補充療法（enzyme replacement therapy：ERT）や基質合成抑制療法（substrate reduction therapy：SRT）の問題点として，中枢神経系に効果が乏しい，終世にわたり治療を継続する必要があるなどの課題がある．これらの課題に対して新しい治療法が開発中である．

　中枢神経系に効果が期待される基質合成抑制剤ベングルスタットのゴーシェ病3型患者に対する臨床治験が日本でも開始された（2018年8月）．マウスを用いた実験では，治療群において，脳内グルコセレブロシド蓄積の減少，アスログリオーシスの抑制，発症時期の遅延，生存期間の延長が認められた[4]．

　シャペロン療法についてはアンブロキソールを用いた臨床研究が2型および3型患者を対象に行われ，その効果が報告されている．5例中，3例においてミオクローヌスが，2例において粗大運動能力が改善している[5]．この結果を受け，特定臨床研究と医師主導治験が現在も実施中である．

　遺伝子治療についてはマウスを用いた研究が行われている．挿入変異によるガン化のリスクを避けるためウイルスプロモーターを使用せず，哺乳類のプロモーターを有するレンチウイルスベクターを用いた遺伝子治療の結果，骨髄，脾臓，肝臓などの臓器においてグルコセレブロシドの蓄積が改善したと報告されている[6]．近々，ゴーシェ病1型患者に対して，このベクターを用いた臨床治験が行われるであろう．

　ゴーシェ病2型の治療に関しては，胎児期の遺伝子治療の可能性が検討されている．研究段階ではあるが，マウス胎仔脳内にアデノ随伴ウイルス（AAV）ベクターを用いて遺伝子治療を行ったところ，神経変性の停止，神経組織における炎症所見の改善，生存期間の延長が認められた[7]．

　以上のように，現在，実地臨床で行われている治療に加えて新しい治療法が続々と開発されており，しかも一部はすでにヒトに対して行われている．今後は臨床症状，遺伝子変異などをもとにして個々の患者に対して最良の治療法を考える時代が訪れると期待している．

［文　　献］

1）日本医学会：医療における遺伝学的検査・診断に関するガイドライン．

http://jams.med.or.jp/guideline/genetics-diagnosis.pdf

2) Pelentsov LJ, *et al*：The supportive care needs of parents caring for a child with a rare disease：A scoping review. *Disabil Health J* 2015；**8**：475-491.

3) Scott LJ：Eliglustat：A Review in Gaucher Disease Type 1. *Drugs* 2015；**75**：1669-1678.

4) Marshall J, *et al*：CNS-accessible inhibitor of glucosylceramide synthase for substrate reduction therapy of neuronopathic Gaucher disease. *Mol Therapy* 2016；**24**：1019-1029.

5) Narita A, *et al*：Ambroxol chaperone therapy for neuronopathic Gaucher disease: A pilot study. *Ann Clin Transl Neurol* 2016；**3**：200-215.

6) Dahl M, *et al*：Lentiviral gene therapy using cellular promoters cures type 1 Gaucher disease in mice. *Mol Therapy* 2015；**23**：835-844.

7) Massaro G, *et al*：Fetal gene therapy for neurodegenerative disease of infants. *Nat Med* 2018；**24**：1317-1323.

第 2 章 システマティックレビュー（SR）ダイジェスト

資料　CQ 11-01　フローダイアグラムと文献検索式

[文献検索]

● PICO

P	ゴーシェ病（年齢不問，全病型対象，脾臓摘出術の有無は不問）
I	ERT（国内で使用可能なイミグルセラーゼとベラグルセラーゼアルファに限定）は
C	無治療（他の酵素製剤からの切り替えも含む）
O	死亡率の低下，生存期間の延長は得られるか，QOL の改善は得られるか，重篤な有害事象はないか

[検 索 式]

● The Cochrane Library 検索：2017 年 12 月 31 日（色字は検索を行った論文）

No.	検索式	検索件数
#01	Acid beta-Glucosidase Deficienc*:ti,ab,kw OR Cerebroside Lipidosis Syndrome*:ti,ab,kw OR Gaucher Disease*:ti,ab,kw OR Gaucher Splenomegaly:ti,ab,kw OR Gaucher Syndrome*:ti,ab,kw OR Gaucher's Disease*:ti,ab,kw OR Gauchers Disease*:ti,ab,kw OR GBA Deficienc*:ti,ab,kw OR Glucocerebrosidase Deficienc*:ti,ab,kw OR Glucocerebrosidase Deficiency Disease*:ti,ab,kw OR Glucocerebrosidoses:ti,ab,kw OR Glucocerebrosidosis:ti,ab,kw OR Glucosyl Cerebroside Lipidoses:ti,ab,kw OR Glucosyl Cerebroside Lipidosis:ti,ab,kw OR Glucosylceramidase Deficienc*:ti,ab,kw OR Glucosylceramide Beta-Glucosidase Deficienc*:ti,ab,kw OR Glucosylceramide Lipidoses:ti,ab,kw OR Glucosylceramide Lipidosis:ti,ab,kw OR Kerasin Histiocytoses:ti,ab,kw OR Kerasin Histiocytosis:ti,ab,kw OR Kerasin Lipoidoses:ti,ab,kw OR Kerasin Lipoidosis:ti,ab,kw OR Kerasin thesaurismoses:ti,ab,kw OR Kerasin thesaurismosis:ti,ab,kw OR Lipoid Histiocytoses:ti,ab,kw OR Lipoid Histiocytosis:ti,ab,kw	179
#02	Enzyme Replacement Therapy:ti,ab,kw OR imiglucerase*:ti,ab,kw OR Velaglucerase alfa*:ti,ab,kw	810
#03	prognos*:ti,ab,kw OR outcome*:ti,ab,kw OR survival rate*:ti,ab,kw OR mortalit*:ti,ab,kw	359,577
#04	#1 AND #2 AND #3	31
#05	#4 CDSR	3
#06	#4 CCRCT	26

● PubMed 検索：2017 年 12 月 31 日（色字は検索を行った論文）

No.	検索式	検索件数
#01	"Gaucher Disease" [Mesh]	4,308
#02	Acid beta-Glucosidase Deficienc* [TIAB] OR Cerebroside Lipidosis Syndrome* [TIAB] OR Gaucher Disease* [TIAB] OR Gaucher Splenomegaly [TIAB] OR Gaucher Syndrome* [TIAB] OR Gaucher's Disease* [TIAB] OR Gauchers Disease* [TIAB] OR GBA Deficienc* [TIAB] OR Glucocerebrosidase Deficienc* [TIAB] OR Glucocerebrosidase Deficiency Disease* [TIAB] OR Glucocerebrosidoses [TIAB] OR Glucocerebrosidosis [TIAB] OR Glucosyl Cerebroside Lipidoses [TIAB] OR Glucosyl Cerebroside Lipidosis [TIAB] OR Glucosylceramidase Deficienc* [TIAB] OR Glucosylceramide Beta-Glucosidase	4,609

	Deficienc* [TIAB] OR Glucosylceramide Lipidoses [TIAB] OR Glucosylceramide Lipidosis [TIAB] OR Kerasin Histiocytoses [TIAB] OR Kerasin Histiocytosis [TIAB] OR Kerasin Lipoidoses [TIAB] OR Kerasin Lipoidosis [TIAB] OR Kerasin thesaurismoses [TIAB] OR Kerasin thesaurismosis [TIAB] OR Lipoid Histiocytoses [TIAB] OR Lipoid Histiocytosis [TIAB]	
#03	"Enzyme Replacement Therapy" [Mesh]	1,397
#04	Enzyme Replacement Therap* [TIAB]	3,714
#05	"imiglucerase" [Supplementary Concept] OR "Velaglucerase alfa, human" [Supplementary Concept]	287
#06	"Glucosylceramidase/therapeutic use" [Mesh]	643
#07	imiglucerase* [TIAB] OR Velaglucerase alfa* [TIAB]	229
#08	"Prognosis" [Mesh]	1,380,095
#09	"Mortality" [Mesh]	335,418
#10	prognos* [TIAB] OR outcome* [TIAB] OR survival rate* [TIAB] OR mortalit* [TIAB]	2,204,828
#11	(#1 OR #2) AND (#3 OR #4 OR #5 OR #6 OR #7) AND (#8 OR #9 OR #10)	306
#12	#11 AND (JAPANESE [LA] OR ENGLISH [LA])	271
#13	#12 AND ("Cochrane Database Syst Rev" [TA] OR "Meta-Analysis" [PT] OR systematic [SB] OR "Guideline" [PT] OR "Guidelines as Topic" [MH] OR "Consensus" [MH] OR "Consensus Development Conferences as Topic" [MH] OR ((meta-analysis [TI] OR guideline* [TI] OR "systematic review" [TI] OR consensus [TI]) NOT Medline [SB]))	17
#14	#12 AND ("Randomized Controlled Trial" [PT] OR "Randomized Controlled Trials as Topic" [MH] OR (random* [TIAB] NOT medline [SB]))	15
#15	#14 NOT #13	11
#16	#12 AND ("Clinical Study" [PT] OR "Clinical Studies as Topic" [MH] OR ((clinical trial* [TIAB] OR clinical stud* [TIAB] OR case control* [TIAB] OR case comparison* [TIAB] OR observational stud* [TIAB]) NOT medline [SB]))	51
#17	#12 AND ("Epidemiologic Research Design" [MH] OR "Study Characteristics" [PT] OR "Epidemiologic Study Characteristics" [MH] OR ((cohort* [TIAB] OR comparative stud* [TIAB] OR retrospective stud* [TIAB] OR prospective stud* [TIAB] OR longitudinal* [TIAB] OR control group* [TIAB]) NOT medline [SB]))	159
#18	(#16 OR #17) NOT (#13 OR #15)	138

● 医中誌 Web 検索：2017 年 12 月 31 日（色字は検索を行った論文）

No.	検索式	検索件数
#01	Gaucher 病 /TH	924
#02	Gaucher 病 /TA or ゴーシェ病 /TA or ゴーシェー病 /TA or ゴシェ病 /TA or セレブロシドーシス /TA or セレブロシドリピドーシス /TA or セレブロシド症 /TA or セレブロシド蓄積症 /TA or 家族性脾性貧血 /TA or "Acid Beta Glucosidase Deficiency"/TA or "Acute Neuronopathic Gaucher Disease"/TA or "Cerebroside Lipidosis"/TA or Cerebrosidosis/TA or "Familial Splenic Anemia"/TA or "GBA Deficiencies"/TA or "GBA Deficiency"/TA or "Gaucher Disease"/TA or "Gaucher Splenomegaly"/TA or "Gaucher Syndrome"/TA or "Gaucher's Disease"/TA or "Gauchers Disease"/TA or "Glucocerebrosidase Deficiencies"/TA or "Glucocerebrosidase Deficiency"/TA or Glucocerebrosidoses/	927

	TA or Glucocerebrosidosis/TA or "Glucosyl Cerebroside Lipidoses"/TA or "Glucosyl Cerebroside Lipidosis"/TA or "Glucosylceramidase Deficiency"/TA or "Glucosylceramide Beta Glucosidase Deficiency"/TA or "Glucosylceramide Lipidoses"/TA or "Glucosylceramide Lipidosis"/TA or "Kerasin Histiocytoses"/TA or "Kerasin Histiocytosis"/TA or "Kerasin Lipoidoses"/TA or "Kerasin Lipoidosis"/TA or "Kerasin thesaurismoses"/TA or "Kerasin thesaurismosis"/TA or "Lipoid Histiocytoses"/TA or "Lipoid Histiocytosis"/TA	
#03	酵素補充療法/TH	1,225
#04	酵素補充療法/TA or "Enzyme Replacement Therapies"/TA or "Enzyme Replacement Therapy"/TA	877
#05	Imiglucerase/TH or "Velaglucerase Alfa"/TH	81
#06	Imiglucerase/TA or イミグルセラーゼ/TA or "Velaglucerase Alfa"/TA or ベラグルセラーゼアルファ/TA or ベラグルセラーゼ・アルファ/TA	22
#07	予後/TH or 死亡率/TH	461,779
#08	生命予後/TA or 死亡率/TA or 生存率/TA or 生存曲線/TA	54,322
#09	(#1 or #2) and (#3 or #4 or #5 or #6) and (#7 or #8)	39
#10	#9 and (メタアナリシス/TH or システマティックレビュー/TH or 診療ガイドライン/TH)	1
#11	#9 and (RD= メタアナリシス, 診療ガイドライン)	0
#12	#9 and (メタアナリシス/TA or システマティックレビュー/TA or 診療ガイドライン/TA)	0
#13	#9 and ランダム化比較試験/TH	0
#14	#9 and (RD= ランダム化比較試験)	0
#15	#9 and (ランダム化/TA or 無作為化/TA)	0
#16	#9 and (疫学研究特性/TH or 疫学的研究デザイン/TH)	9
#17	#9 and (RD= 準ランダム化比較試験, 比較研究)	0
#18	#9 and (疫学研究/TA or 疫学的研究/TA or 観察研究/TA or 縦断研究/TA or 後向き研究/TA or 症例対照研究/TA or 前向き研究/TA or コホート研究/TA or 追跡研究/TA or 断面研究/TA or 介入研究/TA or 実現可能性研究/TA or 双生児研究/TA or 多施設共同研究/TA or パイロットプロジェクト/TA or 標本調査/TA or 臨床試験/TA or 第I相試験/TA or 第II相試験/TA or 第III相試験/TA or 第IV相試験/TA or クロスオーバー研究/TA)	2
#19	(#16 or #18) not #10	9
#20	#9 not (#10 or #19)	29

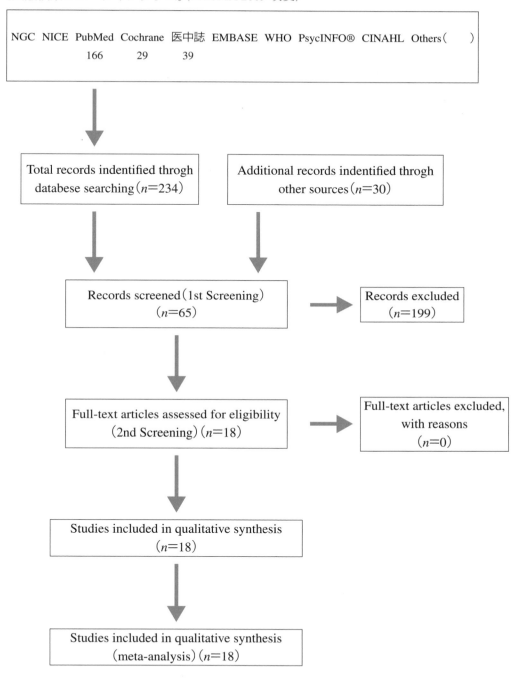

[文献検索フローダイアグラム](PRISMA 2009 改変)

NGC NICE PubMed Cochrane 医中誌 EMBASE WHO PsycINFO® CINAHL Others(   )
              166   29   39

Total records indentified throgh databese searching(n=234)

Additional records indentified throgh other sources(n=30)

Records screened(1st Screening) (n=65)

Records excluded (n=199)

Full-text articles assessed for eligibility (2nd Screening)(n=18)

Full-text articles excluded, with reasons (n=0)

Studies included in qualitative synthesis (n=18)

Studies included in qualitative synthesis (meta-analysis)(n=18)

資料　CQ11-02　定性的 SR と SR レポート

[定性的 SR]

CQ 11	ERT はゴーシェ病患者の生命予後を改善するか？
P	ゴーシェ病（全病型，脾臓摘出術の有無は問わない）
I	ERT（酵素製剤は国内で使用可能なイミグルセラーゼとベラグルセラーゼアルファに限定する．アルグルセラーゼ：セレデースは現在使用できず，タリグルセラーゼ，Abcertin は日本未承認のため，除外する）
C	無治療または ERT からの切り替え（酵素製剤は国内で使用可能なイミグルセラーゼとベラグルセラーゼアルファに限定）
臨床的文脈	診療プロセスの中の，治療（ERT）による予後予測に分類される．
O1	死亡率の低下，生存期間の延長
非直接性のまとめ	IGGG resigtry 患者のうち，ゴーシェ病 3 型患者のみ抽出された報告が 1 報のみであった．対照群の設定なし．ゴーシェ病 3 型のみでの検討であり，非神経型，神経型の正確なアウトカムを反映していない．
バイアスリスクのまとめ	対照群がなく，交絡因子調整の記載なし．製薬会社の operational support による臨床研究であり，解析の記載がない．
非一貫性その他のまとめ	1 報のみの報告．考察内で過去の自然歴との比較があり，ERT による効果は大きいと考えられる．
コメント	生存率の調査は 1 報のみで，対照群の設定はなく，ゴーシェ病 3 型患者における ERT による予後調査であり，全ゴーシェ病患者に適応されるかは不明．
O2	QOL の改善（スコア，妊娠，2 次性徴等．成長障害・低身長は骨症状に含めるため，除外）
非直接性のまとめ	ゴーシェ病 1 型患者が多く，神経型の正確なアウトカムを反映していない．酵素製剤の記載がないことが多い．また，評価方法に関しても複数のツールが使用され，統一されていない．
バイアスリスクのまとめ	すべて単一群の評価で，対照群の設定がなく，問診，患者申告による QOL 評価が多いためケアの差のバイアスは想定される．交絡因子の調整の記載はほとんどでなし．
非一貫性その他のまとめ	対照群の設定はほとんどの報告でなかったが，QOL に関するスコアリングではいずれも有意な改善を認めている．
コメント	妊娠，2 次性徴などの記載がある報告はなし．
	ゴーシェ病 1 型患者での報告がほとんどで，全ゴーシェ病患者に適応されるかは不明．
O3	重篤な有害事象
非直接性のまとめ	観察研究では対照群の設定がない． RCT 2 報では同一製剤での用量比較の 1 報と，2 剤間の非劣性試験が 1 報であった． 重篤な有害事象として，死亡例，重篤な後遺症を残した症例以外に，酵素製剤に対する抗体産生もアウトカムとして含んでいる．
バイアスリスクのまとめ	観察研究絵は単一群での評価であり，交絡因子の調整が行われていない． RCT では 1 報でランダム化はなされているが，コンシールメントに関する記述がない．
非一貫性，その他のまとめ	報告間での差異はない．

コメント	重篤な有害事象（死亡，後遺症）はなし．アナフィラキシーや，酵素製剤に対する抗体産生は報告あり．

［SR レポート］

1　O1- 死亡率の低下，生存期間の延長：益

　ERT 導入後の死亡率の低下，生存期間の延長に関して，コホート研究が 1 論文報告されている．ゴーシェ病 3 型において，Erikson らの小児患者 12 例の自然歴では，平均 12 歳で死亡，22 年の経過観察では生存率はわずか 5 % であった．本コホート研究では，Gaucher Registry（ICGGR）の登録患者において，ERT 開始後 20 年の生存率は 76 % であり，ERT は生存率を改善すると示唆された．死亡原因として，けいれん重積などの神経症状の進行や心症状が報告されている．ゴーシェ病 3 型のみであるため非神経型，神経型の正確なアウトカムを反映していない．

2　O2-QOL 改善：益

　ERT が QOL を改善するかに関してはコホート研究が 6 論文報告されている．欧米からの報告のため，1 型患者における報告が主体であり，そのため，ゴーシェ病全体としての QOL の評価は検証されておらず，評価スケールも統一されていない．Damiano らの報告では，4 年間の ERT により SF-36 の改善と，HREQoL の経年的改善を認めた．HREQoL の改善はその他の慢性疾患よりも有意であったが，同年代の健康な人と比較すると低い値であった．

3　O3- 有害事象

　ERT 開始後の有害事象に関しては，RCT 2 文献，コホート研究 / 症例報告が 7 文献報告されている．RCT は，それぞれ同一製剤の投与量の比較と 2 製剤間での非劣性試験であった．Turkia らの報告は 1 型患者に対するベラグルセラーゼアルファのイミグルセラーゼとの非劣性試験で死亡例はなかった．イミグルセラーゼ群で抗体産生 4 例，うち 1 例はベラグルセラーゼアルファにも交叉反応あり（ベラグルセラーゼアルファ群は抗体産生なし）．治療を必要とする副反応（アレルギー皮膚炎，APTT 延長等）を 4 例で認め，3 例がベラグルセラーゼアルファ，1 例でイミグルセラーゼであった．本症では，その他のライソゾーム病における ERT と同様にアレルギー反応や中和抗体の産生による酵素の効果の減弱が報告されている．わが国でのイミグルセラーゼの 8 年間の有効性と安全性の検討では，110 例中 30 例（27.3 %）に蕁麻疹，発熱，嘔吐などの副作用を認めたが，いずれも薬剤投与などの対応により改善し比較的軽微なものであった．過敏反応は約 20 % に認めたが，アナフィラキシーを生じた例はなかった．海外ではアナフィラキシーの報告が若干例報告されている．IgG 抗体の発生率は 12.4% であった．臨床病型と抗体産生に関しては検討されていない．

資料　CQ12-01　フローダイアグラムと文献検索式

［文献検索］

● PICO

P	ゴーシェ病（年齢不問，全病型対象，脾臓摘出術の有無は不問）
I	ERT（国内で使用可能なイミグルセラーゼとベラグルセラーゼアルファに限定）は
C	無治療（他の酵素製剤からの切り替えも含む）
O	肝腫大の改善は得られるか，脾腫の改善は得られるか

［検 索 式］

● The Cochrane Library 検索：2017 年 12 月 31 日（色字は検索を行った論文）

No.	検索式	検索件数
#01	Acid beta-Glucosidase Deficienc*:ti,ab,kw OR Cerebroside Lipidosis Syndrome*:ti,ab,kw OR Gaucher Disease*:ti,ab,kw OR Gaucher Splenomegaly:ti,ab,kw OR Gaucher Syndrome*:ti,ab,kw OR Gaucher's Disease*:ti,ab,kw OR Gauchers Disease*:ti,ab,kw OR GBA Deficienc*:ti,ab,kw OR Glucocerebrosidase Deficienc*:ti,ab,kw OR Glucocerebrosidase Deficiency Disease*:ti,ab,kw OR Glucocerebrosidoses:ti,ab,kw OR Glucocerebrosidosis:ti,ab,kw OR Glucosyl Cerebroside Lipidoses:ti,ab,kw OR Glucosyl Cerebroside Lipidosis:ti,ab,kw OR Glucosylceramidase Deficienc*:ti,ab,kw OR Glucosylceramide Beta-Glucosidase Deficienc*:ti,ab,kw OR Glucosylceramide Lipidoses:ti,ab,kw OR Glucosylceramide Lipidosis:ti,ab,kw OR Kerasin Histiocytoses:ti,ab,kw OR Kerasin Histiocytosis:ti,ab,kw OR Kerasin Lipoidoses:ti,ab,kw OR Kerasin Lipoidosis:ti,ab,kw OR Kerasin thesaurismoses:ti,ab,kw OR Kerasin thesaurismosis:ti,ab,kw OR Lipoid Histiocytoses:ti,ab,kw OR Lipoid Histiocytosis:ti,ab,kw	179
#02	Enzyme Replacement Therapy:ti,ab,kw OR imiglucerase*:ti,ab,kw OR Velaglucerase alfa*:ti,ab,kw	810
#03	Hepatomegaly:ti,ab,kw OR Enlarged Liver*:ti,ab,kw OR Splenomegaly:ti,ab,kw OR Enlarged Spleen*:ti,ab,kw OR visceromegaly:ti,ab,kw OR organ volume*:ti,ab,kw	2,112
#04	Computed Tomograph*:ti,ab,kw OR Ultrasound*:ti,ab,kw	29,187
#05	#1 AND #2 AND（#3 OR #4）	28
#06	#5 CDSR	2
#07	#5 CCRCT	26

● PubMed 検索：2017 年 12 月 31 日（色字は検索を行った論文）

No.	検索式	検索件数
#01	"Gaucher Disease"［Mesh］	4,308
#02	Acid beta-Glucosidase Deficienc*［TIAB］OR Cerebroside Lipidosis Syndrome*［TIAB］OR Gaucher Disease*［TIAB］OR Gaucher Splenomegaly［TIAB］OR Gaucher Syndrome*［TIAB］OR Gaucher's Disease*［TIAB］OR Gauchers Disease*［TIAB］OR GBA Deficienc*［TIAB］OR Glucocerebrosidase Deficienc*［TIAB］OR Glucocerebrosidase Deficiency Disease*［TIAB］OR Glucocerebrosidoses［TIAB］OR Glucocerebrosidosis［TIAB］OR Glucosyl Cerebroside Lipidoses［TIAB］OR Glucosyl Cerebroside Lipidosis［TIAB］OR Glucosylceramidase Deficienc*［TIAB］OR Glucosylceramide Beta-Glucosidase Deficienc*［TIAB］OR Glucosylceramide Lipidoses［TIAB］OR Glucosylceramide	4,609

	Lipidosis［TIAB］OR Kerasin Histiocytoses［TIAB］OR Kerasin Histiocytosis［TIAB］OR Kerasin Lipoidoses［TIAB］OR Kerasin Lipoidosis［TIAB］OR Kerasin thesaurismoses［TIAB］OR Kerasin thesaurismosis［TIAB］OR Lipoid Histiocytoses［TIAB］OR Lipoid Histiocytosis［TIAB］	
#03	"Enzyme Replacement Therapy"［Mesh］	1,397
#04	Enzyme Replacement Therap*［TIAB］	3,714
#05	"imiglucerase"［Supplementary Concept］OR "Velaglucerase alfa, human"［Supplementary Concept］	287
#06	"Glucosylceramidase/therapeutic use"［Mesh］	643
#07	imiglucerase*［TIAB］OR Velaglucerase alfa*［TIAB］	229
#08	"Hepatomegaly"［Mesh］OR "Splenomegaly"［Mesh］OR "Organ Size"［Mesh］	99,259
#09	"Tomography, X-Ray Computed"［Mesh］OR "Ultrasonography"［Mesh］	725,298
#10	Hepatomegaly［TIAB］OR Enlarged Liver*［TIAB］OR Splenomegaly［TIAB］OR Enlarged Spleen*［TIAB］OR visceromegaly［TIAB］OR organ volume*［TIAB］OR Computed Tomograph*［TIAB］OR Ultrasound*［TIAB］	437,577
#11	(#1 OR #2) AND (#3 OR #4 OR #5 OR #6 OR #7) AND (#8 OR #9 OR #10)	210
#12	#11 AND (JAPANESE［LA］OR ENGLISH［LA］)	177
#13	#12 AND ("Cochrane Database Syst Rev"［TA］OR "Meta-Analysis"［PT］OR systematic［SB］OR "Guideline"［PT］OR "Guidelines as Topic"［MH］OR "Consensus"［MH］OR "Consensus Development Conferences as Topic"［MH］OR ((meta-analysis［TI］OR guideline*［TI］OR "systematic review"［TI］OR consensus［TI］) NOT Medline［SB］))	7
#14	#12 AND ("Randomized Controlled Trial"［PT］OR "Randomized Controlled Trials as Topic"［MH］OR (random*［TIAB］NOT medline［SB］))	12
#15	#14 NOT #13	9
#16	#12 AND ("Clinical Study"［PT］OR "Clinical Studies as Topic"［MH］OR ((clinical trial*［TIAB］OR clinical stud*［TIAB］OR case control*［TIAB］OR case comparison*［TIAB］OR observational stud*［TIAB］) NOT medline［SB］))	33
#17	#12 AND ("Epidemiologic Research Design"［MH］OR "Study Characteristics"［PT］OR "Epidemiologic Study Characteristics"［MH］OR ((cohort*［TIAB］OR comparative stud*［TIAB］OR retrospective stud*［TIAB］OR prospective stud*［TIAB］OR longitudinal*［TIAB］OR control group*［TIAB］) NOT medline［SB］))	116
#18	(#16 OR #17) NOT (#13 OR #15)	103

● 医中誌 Web 検索：2017 年 12 月 31 日（色字は検索を行った論文）

No.	検索式	検索件数
#01	Gaucher 病 /TH	924
#02	Gaucher 病 /TA or ゴーシェ病 /TA or ゴーシェー病 /TA or ゴシェ病 /TA or セレブロシドーシス /TA or セレブロシドリピドーシス /TA or セレブロシド症 /TA or セレブロシド蓄積症 /TA or 家族性脾性貧血 /TA or "Acid Beta Glucosidase Deficiency"/TA or "Acute Neuronopathic Gaucher Disease"/TA or "Cerebroside Lipidosis"/TA or Cerebrosidosis/TA or "Familial Splenic Anemia"/TA or "GBA Deficiencies"/TA or "GBA Deficiency"/TA or "Gaucher Disease"/TA or "Gaucher Splenomegaly"/TA or "Gaucher Syndrome"/TA or "Gaucher's Disease"/TA or "Gauchers Disease"/TA or "Glucocerebrosidase Deficiencies"/TA or "Glucocerebrosidase Deficiency"/TA or Glucocerebrosidoses/TA or Glucocerebrosidosis/TA or "Glucosyl Cerebroside Lipidoses"/TA or	927

	"Glucosyl Cerebroside Lipidosis"/TA or "Glucosylceramidase Deficiency"/TA or "Glucosylceramide Beta Glucosidase Deficiency"/TA or "Glucosylceramide Lipidoses"/TA or "Glucosylceramide Lipidosis"/TA or "Kerasin Histiocytoses"/TA or "Kerasin Histiocytosis"/TA or "Kerasin Lipoidoses"/TA or "Kerasin Lipoidosis"/TA or "Kerasin thesaurismoses"/TA or "Kerasin thesaurismosis"/TA or "Lipoid Histiocytoses"/TA or "Lipoid Histiocytosis"/TA	
#03	酵素補充療法 /TH	1,225
#04	酵素補充療法 /TA or "Enzyme Replacement Therapies"/TA or "Enzyme Replacement Therapy"/TA	877
#05	Imiglucerase/TH or "Velaglucerase Alfa"/TH	81
#06	Imiglucerase/TA or イミグルセラーゼ /TA or "Velaglucerase Alfa"/TA or ベラグルセラーゼアルファ /TA or ベラグルセラーゼ・アルファ /TA	22
#07	肝腫大 /TH or 巨脾症 /TH or 臓器サイズ /TH or 腹部膨満 /TH	8,892
#08	X 線 CT/TH or 超音波診断 /TH	450,586
#09	肝脾腫 /TA or 肝腫大 /TA or 巨脾症 /TA or 脾腫 /TA or 肝容積 /TA or 脾臓容積 /TA or 腹部膨満 /TA or 腹部 CT/TA or 腹部超音波 /TA	38,824
#10	（#1 or #2）and（#3 or #4 or #5 or #6）and（#7 or #8 or #9）	42
#11	#10 and（メタアナリシス /TH or システマティックレビュー /TH or 診療ガイドライン /TH）	0
#12	#10 and（RD= メタアナリシス , 診療ガイドライン）	0
#13	#10 and（メタアナリシス /TA or システマティックレビュー /TA or 診療ガイドライン /TA）	0
#14	#10 and ランダム化比較試験 /TH	0
#15	#10 and（RD= ランダム化比較試験）	0
#16	#10 and（ランダム化 /TA or 無作為化 /TA）	0
#17	#10 and（疫学研究特性 /TH or 疫学的研究デザイン /TH）	0
#18	#10 and（RD= 準ランダム化比較試験 , 比較研究）	0
#19	#10 and（疫学研究 /TA or 疫学的研究 /TA or 観察研究 /TA or 縦断研究 /TA or 後ろ向き研究 /TA or 症例対照研究 /TA or 前向き研究 /TA or コホート研究 /TA or 追跡研究 /TA or 断面研究 /TA or 介入研究 /TA or 実現可能性研究 /TA or 双生児研究 /TA or 多施設共同研究 /TA or パイロットプロジェクト /TA or 標本調査 /TA or 臨床試験 /TA or 第 I 相試験 /TA or 第 II 相試験 /TA or 第 III 相試験 /TA or 第 IV 相試験 /TA or クロスオーバー研究 /TA）	0
#20	#10 and（PT= 原著論文 , 総説）	21
#21	#10 not #20	21

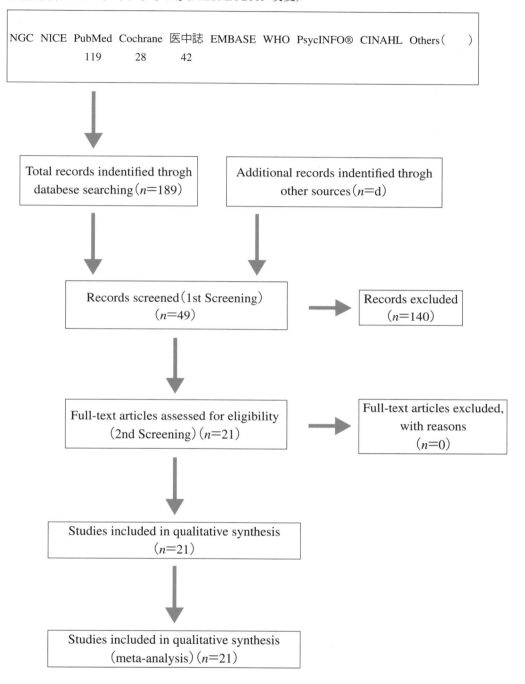

NGC NICE PubMed Cochrane 医中誌 EMBASE WHO PsycINFO® CINAHL Others（   ）
        119   28   42

Total records indentified throgh databese searching（*n*＝189）

Additional records indentified throgh other sources（*n*＝d）

Records screened（1st Screening）（*n*＝49）

Records excluded（*n*＝140）

Full-text articles assessed for eligibility（2nd Screening）（*n*＝21）

Full-text articles excluded, with reasons（*n*＝0）

Studies included in qualitative synthesis（*n*＝21）

Studies included in qualitative synthesis（meta-analysis）（*n*＝21）

資料　CQ12-02　定性的 SR と SR レポート

[定性的 SR]

CQ 12	ERT はゴーシェ病患者の肝脾腫を改善するか？
P	ゴーシェ病（全病型，脾臓摘出術の有無は問わない）
I	ERT（酵素製剤は国内で使用可能なイミグルセラーゼとベラグルセラーゼアルファに限定する．アルグルセラーゼ：セレデースは現在使用できず，タリグルセラーゼ，Abcertin は日本未承認のため，除外する）
C	無治療または ERT からの切り替え（酵素製剤は国内で使用可能なイミグルセラーゼとベラグルセラーゼアルファに限定）
臨床的文脈	診療プロセスの中の，治療（ERT）による予後予測に分類される．
O1	肝腫大の改善
非直接性のまとめ	RCT は 1 件のみで対象が 1 型ゴーシェ病患者のみで，同一酵素製剤の異なる用量間での効果を比較した研究である．観察研究は 18 件あるが多くはゴーシェ病 1 型患者を対象としており，対照群の設定のない評価である．酵素製剤の記載のないもの，現在日本で使用不可のものも含んでいる．肝腫大の評価が，画像から計測される肝容積であったり，治療目標の達成率であったり統一されていない．
バイアスリスクのまとめ	すべての観察研究で対照群の設定がなく，多くの報告で交絡因子調整の記載がない．
非一貫性その他のまとめ	酵素補充により肝容積（容量），治療目標到達率などの評価において，肝腫大の改善がすべての報告でほぼ一致している．
コメント	RCT は 1 件のみで，ほとんどが観察研究である．多くでゴーシェ病 1 型患者を対象にしており対照群の設定はなく，研究のバイアスは大きい．アウトカムに関して，肝腫大の改善の評価方法は研究により異なるが，結果はほぼ一致している．
O2	脾腫の改善
非直接性のまとめ	RCT は 1 件のみで対象がゴーシェ病 1 型患者のみで，同一酵素製剤の異なる用量間での効果を比較した研究である．観察研究は 18 件あるが多くはゴーシェ病 1 型患者を対象としており，対照群の設定のない評価である．酵素製剤の記載のないもの，現在日本で使用不可のものも含んでいる．脾腫の評価が，画像から計測される脾容積であったり，治療目標の達成率であったり統一されていない．
バイアスリスクのまとめ	すべての観察研究で対照群の設定がなく，多くの報告で交絡因子調整の記載がない．
非一貫性その他のまとめ	酵素補充により脾容積（容量），治療目標到達率などの評価において，脾腫の改善がすべての報告でほぼ一致している．
コメント	RCT は 1 件のみで，ほとんどが観察研究である．多くでゴーシェ病 1 型患者を対象にしており対照群の設定はなく，研究のバイアスは大きい．アウトカムに関して，肝腫大の改善の評価方法は研究により異なるが，結果はほぼ一致している．

1 O1- 肝腫大の改善：益

　ERT による肝腫大の改善に関する RCT は 1 件，観察研究は 18 件あった．海外の報告が多く，1 型患者を対象とした研究が中心で，対照群の設定はない．肝腫大の改善の評価は，肝容積の減少率や，治療目標の達成率での評価など統一はされていない．ベラグルセラーゼアルファの用量比較を行った唯一の RCT では，ベラグルセラーゼアルファ 60 U/kg 投与 12 か月の時点で平均肝容量減少率は－17 ％ であった．また別の報告ではベラグルセラーゼアルファ 60 U/kg 2 年間投与で－27 ％ の肝容積減少率，投与開始後最長 7 年間の観察では，開始後 6 か月の時点で 40 ％ の患者が治療目標を満たし，その後 45 か月の経過で全例が正常肝容積まで改善した．日本人を対象とした井田らの報告では，ERT 開始後 2 年では平均肝容積が－31 ％ の減少率を認めた．肝腫大改善の評価方法は統一されていないが，すべての報告で肝腫大の改善が認められている．日本人の報告では，症例数は少ないが，2 型 31.4 ％，3 型 33.3 ％ の患者を含んでおり，ERT による肝腫大改善の効果はすべての病型で認められると思われる．

2 O2- 脾腫の改善：益

　ERT による脾腫の改善に関する RCT は 1 件，観察研究は 18 件あった．海外の報告が多く，1 型患者を対象とした研究が中心で，対照群の設定はない．脾腫の改善の評価は，脾容積の減少率や，治療目標の達成率での評価など統一はされていない．ベラグルセラーゼアルファの用量比較を行った唯一の RCT では，ベラグルセラーゼアルファ 60 U/kg 投与 12 か月の時点で平均脾容積減少率は－50.4 ％ であった．また別の報告ではベラグルセラーゼアルファ 60 U/kg 2 年間投与で－64 ％ の脾容積減少率，投与開始後最長 7 年間の観察では，開始後 6 か月の時点で 90 ％ の患者が治療目標を満たし，その後 45 か月の経過では正常脾容積まで改善した例はなかったが 74 ％ 以上の減少を認めた．日本人を対象とした井田らの報告では，ERT 開始後 2 年では平均脾容積が 59 ％ の減少率を認めた．脾腫改善の評価方法は統一されていないが，すべての報告で脾腫の改善が認められている．日本人の報告では，症例数は少ないが，2 型 31.4 ％，3 型 33.3 ％ の患者を含んでおり，ERT による脾腫改善の効果はすべての病型で認められると思われる．

資料　CQ13-01　フローダイアグラムと文献検索式

[文献検索]

● PICO

P	ゴーシェ病（年齢不問，全病型対象，脾臓摘出術の有無は不問）
I	酵素補充療法（国内で使用可能なイミグルセラーゼとベラグルセラーゼアルファに限定）は
C	無治療（他の酵素製剤からの切り替えも含む）
O	貧血（ヘモグロビン値）の改善は得られるか，出血症状，血小板数の改善は得られるか

[検 索 式]

● The Cochrane Library 検索：2017 年 12 月 31 日（色字は検索を行った論文）

No.	検索式	検索件数
#01	Acid beta-Glucosidase Deficienc*:ti,ab,kw OR Cerebroside Lipidosis Syndrome*:ti,ab,kw OR Gaucher Disease*:ti,ab,kw OR Gaucher Splenomegaly:ti,ab,kw OR Gaucher Syndrome*:ti,ab,kw OR Gaucher's Disease*:ti,ab,kw OR Gauchers Disease*:ti,ab,kw OR GBA Deficienc*:ti,ab,kw OR Glucocerebrosidase Deficienc*:ti,ab,kw OR Glucocerebrosidase Deficiency Disease*:ti,ab,kw OR Glucocerebrosidoses:ti,ab,kw OR Glucocerebrosidosis:ti,ab,kw OR Glucosyl Cerebroside Lipidoses:ti,ab,kw OR Glucosyl Cerebroside Lipidosis:ti,ab,kw OR Glucosylceramidase Deficienc*:ti,ab,kw OR Glucosylceramide Beta-Glucosidase Deficienc*:ti,ab,kw OR Glucosylceramide Lipidoses:ti,ab,kw OR Glucosylceramide Lipidosis:ti,ab,kw OR Kerasin Histiocytoses:ti,ab,kw OR Kerasin Histiocytosis:ti,ab,kw OR Kerasin Lipoidoses:ti,ab,kw OR Kerasin Lipoidosis:ti,ab,kw OR Kerasin thesaurismoses:ti,ab,kw OR Kerasin thesaurismosis:ti,ab,kw OR Lipoid Histiocytoses:ti,ab,kw OR Lipoid Histiocytosis:ti,ab,kw	179
#02	Enzyme Replacement Therapy:ti,ab,kw OR imiglucerase*:ti,ab,kw OR Velaglucerase alfa*:ti,ab,kw	810
#03	hematologic*:ti,ab,kw OR Anemia*:ti,ab,kw OR Thrombocytopenia*:ti,ab,kw OR Thrombopenia*:ti,ab,kw OR Hemoglobin*:ti,ab,kw OR Fatigue*:ti,ab,kw OR Platelet Count*:ti,ab,kw OR Splenectom*:ti,ab,kw OR Hemorrhage*:ti,ab,kw OR bleeing tendenc*:ti,ab,kw OR Purpura*:ti,ab,kw OR Transfusion*:ti,ab,kw	86,223
#04	#1 AND #2 AND #3	63
#05	#4 CDSR	2
#06	#4 CCRCT	60

● PubMed 検索：2017 年 12 月 31 日（色字は検索を行った論文）

No.	検索式	検索件数
#01	"Gaucher Disease" [Mesh]	4,308
#02	Acid beta-Glucosidase Deficienc* [TIAB] OR Cerebroside Lipidosis Syndrome* [TIAB] OR Gaucher Disease* [TIAB] OR Gaucher Splenomegaly [TIAB] OR Gaucher Syndrome* [TIAB] OR Gaucher's Disease* [TIAB] OR Gauchers Disease* [TIAB] OR GBA Deficienc* [TIAB] OR Glucocerebrosidase Deficienc* [TIAB] OR Glucocerebrosidase Deficiency Disease* [TIAB] OR Glucocerebrosidoses [TIAB] OR Glucocerebrosidosis [TIAB] OR Glucosyl Cerebroside Lipidoses [TIAB] OR Glucosyl Cerebroside Lipidosis [TIAB] OR Glucosylceramidase Deficienc* [TIAB] OR Glucosylceramide Beta-Glucosidase Deficienc* [TIAB] OR Glucosylceramide Lipidoses [TIAB] OR Glucosylceramide Lipidosis [TIAB] OR Kerasin Histiocytoses [TIAB] OR Kerasin Histiocytosis [TIAB] OR Kerasin Lipoidoses [TIAB] OR Kerasin Lipoidosis [TIAB] OR Kerasin thesaurismoses [TIAB] OR Kerasin thesaurismosis [TIAB] OR Lipoid Histiocytoses [TIAB] OR Lipoid Histiocytosis [TIAB]	4,609
#03	"Enzyme Replacement Therapy" [Mesh]	1,397
#04	Enzyme Replacement Therap* [TIAB]	3,714
#05	"imiglucerase" [Supplementary Concept] OR "Velaglucerase alfa, human" [Supplementary Concept]	287
#06	"Glucosylceramidase/therapeutic use" [Mesh]	643

#07	imiglucerase* ［TIAB］ OR Velaglucerase alfa* ［TIAB］	229
#08	"Hematologic Diseases" ［Mesh］	516,084
#09	"Hemoglobins" ［Mesh］	115,957
#10	"Fatigue" ［Mesh］	25,781
#11	"Platelet Count" ［Mesh］	19,729
#12	"Splenectomy" ［Mesh］	20,802
#13	"Hemorrhage" ［Mesh］ OR "Blood Coagulation Disorders" ［Mesh］	351,260
#14	"Blood Transfusion" ［Mesh］	79,193
#15	hematologic* ［TIAB］ OR Anemia* ［TIAB］ OR Thrombocytopenia* ［TIAB］ OR Thrombopenia* ［TIAB］ OR Hemoglobin* ［TIAB］ OR Fatigue* ［TIAB］ OR Platelet Count* ［TIAB］ OR Splenectom* ［TIAB］ OR Hemorrhage* ［TIAB］ OR bleeing tendenc* ［TIAB］ OR Purpura* ［TIAB］ OR Transfusion* ［TIAB］	636,776
#16	(#1 OR #2) AND (#3 OR #4 OR #5 OR #6 OR #7) AND (#8 OR #9 OR #10 OR #11 OR #12 OR #13 OR #14 OR #15)	425
#17	#16 AND (JAPANESE ［LA］ OR ENGLISH ［LA］)	384
#18	#17 AND ("Cochrane Database Syst Rev" ［TA］ OR "Meta-Analysis" ［PT］ OR systematic ［SB］ OR "Guideline" ［PT］ OR "Guidelines as Topic" ［MH］ OR "Consensus" ［MH］ OR "Consensus Development Conferences as Topic" ［MH］ OR ((meta-analysis ［TI］ OR guideline* ［TI］ OR "systematic review" ［TI］ OR consensus ［TI］) NOT Medline ［SB］))	18
#19	#17 AND ("Randomized Controlled Trial" ［PT］ OR "Randomized Controlled Trials as Topic" ［MH］ OR (random* ［TIAB］ NOT medline ［SB］))	22
#20	#19 NOT #18	19
#21	#17 AND ("Clinical Study" ［PT］ OR "Clinical Studies as Topic" ［MH］ OR ((clinical trial* ［TIAB］ OR clinical stud* ［TIAB］ OR case control* ［TIAB］ OR case comparison* ［TIAB］ OR observational stud* ［TIAB］) NOT medline ［SB］))	71
#22	#17 AND ("Epidemiologic Research Design" ［MH］ OR "Study Characteristics" ［PT］ OR "Epidemiologic Study Characteristics" ［MH］ OR ((cohort* ［TIAB］ OR comparative stud* ［TIAB］ OR retrospective stud* ［TIAB］ OR prospective stud* ［TIAB］ OR longitudinal* ［TIAB］ OR control group* ［TIAB］) NOT medline ［SB］))	220
#23	(#21 OR #22) NOT (#18 OR #20)	198

● 医中誌 Web 検索：2017 年 12 月 31 日（色字は検索を行った論文）

No.	検索式	検索件数
#01	Gaucher 病 /TH	924
#02	Gaucher 病 /TA or ゴーシェ病 /TA or ゴーシェー病 /TA or ゴシェ病 /TA or セレブロシドーシス /TA or セレブロシドリピドーシス /TA or セレブロシド症 /TA or セレブロシド蓄積症 /TA or 家族性脾性貧血 /TA or "Acid Beta Glucosidase Deficiency"/TA or "Acute Neuronopathic Gaucher Disease"/TA or "Cerebroside Lipidosis"/TA or Cerebrosidosis/TA or "Familial Splenic Anemia"/TA or "GBA Deficiencies"/TA or "GBA Deficiency"/TA or "Gaucher Disease"/TA or "Gaucher Splenomegaly"/TA or "Gaucher Syndrome"/TA or "Gaucher's Disease"/TA or "Gauchers Disease"/TA or "Glucocerebrosidase Deficiencies"/TA or "Glucocerebrosidase Deficiency"/TA or Glucocerebrosidoses/TA or Glucocerebrosidosis/TA or "Glucosyl Cerebroside Lipidoses"/TA or	927

	"Glucosyl Cerebroside Lipidosis"/TA or "Glucosylceramidase Deficiency"/TA or "Glucosylceramide Beta Glucosidase Deficiency"/TA or "Glucosylceramide Lipidoses"/TA or "Glucosylceramide Lipidosis"/TA or "Kerasin Histiocytoses"/TA or "Kerasin Histiocytosis"/TA or "Kerasin Lipoidoses"/TA or "Kerasin Lipoidosis"/TA or "Kerasin thesaurismoses"/TA or "Kerasin thesaurismosis"/TA or "Lipoid Histiocytoses"/TA or "Lipoid Histiocytosis"/TA	
#03	酵素補充療法 /TH	1,225
#04	酵素補充療法 /TA or "Enzyme Replacement Therapies"/TA or "Enzyme Replacement Therapy"/TA	877
#05	Imiglucerase/TH or "Velaglucerase Alfa"/TH	81
#06	Imiglucerase/TA or イミグルセラーゼ /TA or "Velaglucerase Alfa"/TA or ベラグルセラーゼアルファ /TA or ベラグルセラーゼ・アルファ /TA	22
#07	血液疾患 /TH	219,032
#08	Hemoglobins/TH	32,716
#09	疲労 /TH	14,089
#10	血小板計数 /TH	3,953
#11	脾臓摘出術 /TH	9,367
#12	出血 /TH or 血液凝固異常 /TH	198,776
#13	輸血 /TH	49,749
#14	Hemoglobin/TA or ヘモグロビン /TA or 疲労 /TA or 貧血 /TA or 血小板減少 /TA or 血小板数 /TA or 血小板計数 /TA or 脾臓摘出術 /TA or 脾摘 /TA or 出血傾向 /TA or 紫斑 /TA or 輸血 /TA	152,731
#15	(#1 or #2) and (#3 or #4 or #5 or #6) and (#7 or #8 or #9 or #10 or #11 or #12 or #13 or #14)	29
#16	#15 and (メタアナリシス /TH or システマティックレビュー /TH or 診療ガイドライン /TH)	0
#17	#15 and (RD= メタアナリシス , 診療ガイドライン)	0
#18	#15 and (メタアナリシス /TA or システマティックレビュー /TA or 診療ガイドライン /TA)	0
#19	#15 and ランダム化比較試験 /TH	0
#20	#15 and (RD= ランダム化比較試験)	0
#21	#15 and (ランダム化 /TA or 無作為化 /TA)	0
#22	#15 and (疫学研究特性 /TH or 疫学的研究デザイン /TH)	3
#23	#15 and (RD= 準ランダム化比較試験 , 比較研究)	0
#24	#15 and (疫学研究 /TA or 疫学的研究 /TA or 観察研究 /TA or 縦断研究 /TA or 後ろ向き研究 /TA or 症例対照研究 /TA or 前向き研究 /TA or コホート研究 /TA or 追跡研究 /TA or 断面研究 /TA or 介入研究 /TA or 実現可能性研究 /TA or 双生児研究 /TA or 多施設共同研究 /TA or パイロットプロジェクト /TA or 標本調査 /TA or 臨床試験 /TA or 第 I 相試験 /TA or 第 II 相試験 /TA or 第 III 相試験 /TA or 第 IV 相試験 /TA or クロスオーバー研究 /TA)	0
#25	#15 and (PT= 原著論文 , 総説)	16
#26	#25 not #22	14
#27	#15 not (#22 or #26)	12

[文献検索フローダイアグラム]（PRISMA 2009 改変）

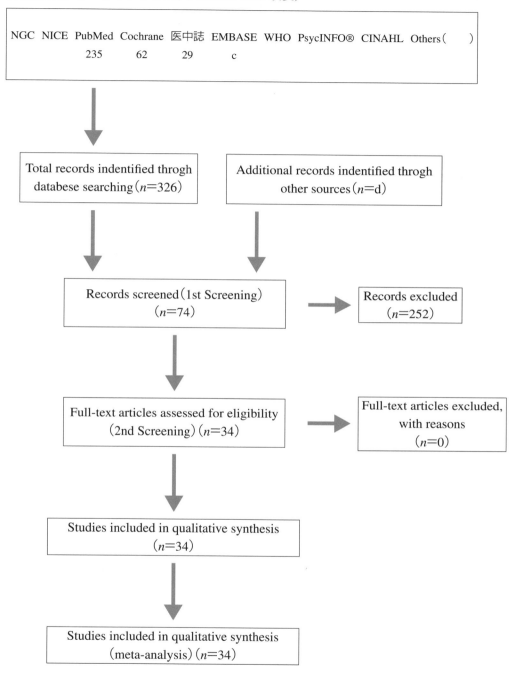

NGC NICE PubMed Cochrane 医中誌 EMBASE WHO PsycINFO® CINAHL Others（   ）
              235   62   29   c

Total records indentified throgh
databese searching（*n*＝326）

Additional records indentified throgh
other sources（*n*＝d）

Records screened（1st Screening）
（*n*＝74）

Records excluded
（*n*＝252）

Full-text articles assessed for eligibility
（2nd Screening）（*n*＝34）

Full-text articles excluded,
with reasons
（*n*＝0）

Studies included in qualitative synthesis
（*n*＝34）

Studies included in qualitative synthesis
（meta-analysis）（*n*＝34）

資料　CQ13-02　定性的 SR と SR レポート

[定性的 SR]

CQ 13	ERT はゴーシェ病患者の貧血，血小板減少症を改善するか？
P	ゴーシェ病（全病型，脾臓摘出術の有無は問わない）
I	ERT（酵素製剤は国内で使用可能なイミグルセラーゼとベラグルセラーゼアルファに限定する．アルグルセラーゼ：セレデースは現在使用できず，タリグルセラーゼ，Abcertin は日本未承認のため，除外する）
C	無治療または ERT からの切り替え（酵素製剤は国内で使用可能なイミグルセラーゼとベラグルセラーゼアルファに限定）
臨床的文脈	診療プロセスの中の，治療（ERT）による造血組織に対する治療効果の予測に分類される．
O1，2	貧血を改善するか，血小板低下を改善するか
非直接性のまとめ	RCT では本症が希少疾患であることよりプラセボ群との比較はなく，それぞれベラグルセラーゼアルファの容量変化群と投与間隔変化群による検討であった．非神経型での報告がほとんどであり，本症としての神経型における臓器障害のアウトカムを反映していない．
バイアスリスクのまとめ	単一群での評価であり，交絡因子の調整が行われていない．
非一貫性その他のまとめ	RCT 文献が非常に少なく，観察研究でも投与量統一がされていない例や脾摘の有無での評価がされていない症例もあり，正確な判断は困難である．
コメント	O1，O2 をそれぞれ分けて評価するのは困難なので一緒に記載．

[SR レポート]

1　O1- 貧血を改善するか：益，O2- 血小板減少症を改善するか：益

　ERT 導入後に貧血や血小板減少症が改善するかに関して，RCT2 論文，観察研究 32 論文が報告されている．そのほとんどは 1 型に対するものであり，神経型に対する神経系以外の臓器症状への評価は乏しく正確なアウトカムに反映されていない．RCT では本症が希少疾患であることよりプラセボ群との比較はなく，それぞれベラグルセラーゼアルファの用量変化群と投与間隔変化群による検討であった．Gonzalez らの報告では，未治療で脾摘をされていない貧血を伴う 1 型患者 25 例に対してベラグルセラーゼアルファ 60 U/kg もしくは 45 U/kg を 2 週毎に投与し，12 か月後に評価をした．ヘモグロビン値はベースラインよりそれぞれ＋ 23.3 ％，＋ 23.8 ％上昇をしており，貧血の改善を認めた．血小板数はベースラインよりそれぞれ＋ 65.9 ％，＋ 66.4 ％上昇しており，血小板減少の回復を認めた．観察研究では，RCT と同様に 1 型に対するものがほとんどであり神経型に対する神経系以外の臓器症状へ評価は乏しく，また，イミグルセラーゼとベラグルセラーゼアルファの非劣性試験や単一薬剤による用量比較研究が含まれているが，統一されておらずアウトカムには正確に反映されていない．脾摘の有無によるアウトカムの評価はいくつかの論文で施行されており，病態に応じた解析がされていた．Weinreb らは 1 型患者の 10 年のイミグルセラーゼの長期臨床経過

を報告している．Gaucher Registry に登録された 757 例（脾摘患者 220 例を含む）において，脾摘の有無に関わらず 10 年後のヘモグロビン値は統計学的有意差をもって上昇，血小板減少も改善した．小児 1 型患者における効果に関する長期臨床経過も Andersson らにより報告されている．Gaucher Registry に登録された 18 歳未満の 884 例に 8 年間の投与を行い，開始後 1 年でヘモグロビン値は正常化し，8 年後まで維持されていた．血小板数も治療開始 8 年後には，ベースライン値より改善（9.8 万 / μL → 17.1 万 / μL）した．わが国では，井田らによりゴーシェ病 1 〜 3 型におけるイミグルセラーゼ投与の有効性に関して調査を行い，51 例（1 型 18 例，2 型 16 例，3 型 17 例）が解析対象となった．日本人患者においても，脾臓非摘出患者 39 例においてヘモグロビン値（ベースライン平均値 10.1 ± 2.4 → 24 週目平均値 12.2 ± 1.5 g/dL），血小板数（ベースライン平均値 10.3 ± 7.0 → 16 週目平均値 16.1 ± 8.3 万 / μL）とも投与開始後に上昇を認めた．わが国では神経型の占める割合が欧米より高く，わが国のゴーシェ病患者における造血組織での病態を反映していると考えられた．

資料　CQ14-01　フローダイアグラムと文献検索式

［文献検索］

● PICO

P	ゴーシェ病（年齢不問，全病型対象，脾臓摘出術の有無は不問）
I	SRT（国内で使用可能なエリグルスタットに限定）は
C	無治療（または酵素製剤からの切り替えも含む）
O	死亡率の低下，生存期間の延長は得られるか，QOL の改善は得られるか，重篤な有害事象はあるか

［検索式］

● The Cochrane Library 検索：2017 年 12 月 31 日（色字は検索を行った論文）

No.	検索式	検索件数
#01	Acid beta-Glucosidase Deficienc*:ti,ab,kw OR Cerebroside Lipidosis Syndrome*:ti,ab,kw OR Gaucher Disease*:ti,ab,kw OR Gaucher Splenomegaly:ti,ab,kw OR Gaucher Syndrome*:ti,ab,kw OR Gaucher's Disease*:ti,ab,kw OR Gauchers Disease*:ti,ab,kw OR GBA Deficienc*:ti,ab,kw OR Glucocerebrosidase Deficienc*:ti,ab,kw OR Glucocerebrosidase Deficiency Disease*:ti,ab,kw OR Glucocerebrosidoses:ti,ab,kw OR Glucocerebrosidosis:ti,ab,kw OR Glucosyl Cerebroside Lipidoses:ti,ab,kw OR Glucosyl Cerebroside Lipidosis:ti,ab,kw OR Glucosylceramidase Deficienc*:ti,ab,kw OR Glucosylceramide Beta-Glucosidase Deficienc*:ti,ab,kw OR Glucosylceramide Lipidoses:ti,ab,kw OR Glucosylceramide Lipidosis:ti,ab,kw OR Kerasin Histiocytoses:ti,ab,kw OR Kerasin Histiocytosis:ti,ab,kw OR Kerasin Lipoidoses:ti,ab,kw OR Kerasin Lipoidosis:ti,ab,kw OR Kerasin thesaurismoses:ti,ab,kw OR Kerasin thesaurismosis:ti,ab,kw OR Lipoid Histiocytoses:ti,ab,kw OR Lipoid Histiocytosis:ti,ab,kw	179
#02	Cerdelga:ti,ab,kw OR eliglustat:ti,ab,kw OR Genz 112638*:ti,ab,kw	42
#03	#1 AND #2	42

| #04 | #3 CDSR | 0 |
| #05 | #3 CCRCT | 37 |

● PubMed 検索：2017 年 12 月 31 日（色字は検索を行った論文）

No.	検索式	検索件数
#01	"Gaucher Disease"［Mesh］	4,308
#02	Acid beta-Glucosidase Deficienc*［TIAB］OR Cerebroside Lipidosis Syndrome*［TIAB］OR Gaucher Disease*［TIAB］OR Gaucher Splenomegaly［TIAB］OR Gaucher Syndrome*［TIAB］OR Gaucher's Disease*［TIAB］OR Gauchers Disease*［TIAB］OR GBA Deficienc*［TIAB］OR Glucocerebrosidase Deficienc*［TIAB］OR Glucocerebrosidase Deficiency Disease*［TIAB］OR Glucocerebrosidoses［TIAB］OR Glucocerebrosidosis［TIAB］OR Glucosyl Cerebroside Lipidoses［TIAB］OR Glucosyl Cerebroside Lipidosis［TIAB］OR Glucosylceramidase Deficienc*［TIAB］OR Glucosylceramide Beta-Glucosidase Deficienc*［TIAB］OR Glucosylceramide Lipidoses［TIAB］OR Glucosylceramide Lipidosis［TIAB］OR Kerasin Histiocytoses［TIAB］OR Kerasin Histiocytosis［TIAB］OR Kerasin Lipoidoses［TIAB］OR Kerasin Lipoidosis［TIAB］OR Kerasin thesaurismoses［TIAB］OR Kerasin thesaurismosis［TIAB］OR Lipoid Histiocytoses［TIAB］OR Lipoid Histiocytosis［TIAB］	4,609
#03	"eliglustat"［Supplementary Concept］	33
#04	Cerdelga［TIAB］OR eliglustat［TIAB］OR Genz 112638*［TIAB］OR substrate reduction therap*［TIAB］OR SRT［TIAB］	3,528
#05	（#1 OR #2）AND（#3 OR #4）	161
#06	#5 AND（JAPANESE［LA］OR ENGLISH［LA］）	153
#07	#6 AND（"Cochrane Database Syst Rev"［TA］OR "Meta-Analysis"［PT］OR systematic［SB］OR "Guideline"［PT］OR "Guidelines as Topic"［MH］OR "Consensus"［MH］OR "Consensus Development Conferences as Topic"［MH］OR（（meta-analysis［TI］OR guideline*［TI］OR "systematic review"［TI］OR consensus［TI］）NOT Medline［SB］））	10
#08	#6 AND（"Randomized Controlled Trial"［PT］OR "Randomized Controlled Trials as Topic"［MH］OR（random*［TIAB］NOT medline［SB］））	11
#09	#8 NOT #7	9
#10	#6 AND（"Clinical Study"［PT］OR "Clinical Studies as Topic"［MH］OR（（clinical trial*［TIAB］OR clinical stud*［TIAB］OR case control*［TIAB］OR case comparison*［TIAB］OR observational stud*［TIAB］）NOT medline［SB］））	28
#11	#6 AND（"Epidemiologic Research Design"［MH］OR "Study Characteristics"［PT］OR "Epidemiologic Study Characteristics"［MH］OR（（cohort*［TIAB］OR comparative stud*［TIAB］OR retrospective stud*［TIAB］OR prospective stud*［TIAB］OR longitudinal*［TIAB］OR control group*［TIAB］）NOT medline［SB］））	41
#12	（#10 OR #11）NOT（#7 OR #9）	36

● 医中誌 Web 検索：2017 年 12 月 31 日（色字は検索を行った論文）

No.	検索式	検索件数
#01	Gaucher 病 /TH	924
#02	Gaucher 病 /TA or ゴーシェ病 /TA or ゴーシェー病 /TA or ゴシェ病 /TA or セレブロシドーシス /TA or セレブロシドリピドーシス /TA or セレブロシド症 /TA	927

	or セレブロシド蓄積症 /TA or 家族性脾性貧血 /TA or "Acid Beta Glucosidase Deficiency"/TA or "Acute Neuronopathic Gaucher Disease"/TA or "Cerebroside Lipidosis"/TA or Cerebrosidosis/TA or "Familial Splenic Anemia"/TA or "GBA Deficiencies"/TA or "GBA Deficiency"/TA or "Gaucher Disease"/TA or "Gaucher Splenomegaly"/TA or "Gaucher Syndrome"/TA or "Gaucher's Disease"/TA or "Gauchers Disease"/TA or "Glucocerebrosidase Deficiencies"/TA or "Glucocerebrosidase Deficiency"/TA or Glucocerebrosidoses/TA or Glucocerebrosidosis/TA or "Glucosyl Cerebroside Lipidoses"/TA or "Glucosyl Cerebroside Lipidosis"/TA or "Glucosylceramidase Deficiency"/TA or "Glucosylceramide Beta Glucosidase Deficiency"/TA or "Glucosylceramide Lipidoses"/TA or "Glucosylceramide Lipidosis"/TA or "Kerasin Histiocytoses"/TA or "Kerasin Histiocytosis"/TA or "Kerasin Lipoidoses"/TA or "Kerasin Lipoidosis"/TA or "Kerasin thesaurismoses"/TA or "Kerasin thesaurismosis"/TA or "Lipoid Histiocytoses"/TA or "Lipoid Histiocytosis"/TA	
#03	Eliglustat/TH	12
#04	Eliglustat/TA or エリグルスタット /TA or SRT/TA or サデルガ /TA or Cerdelga/TA or "Genz 112638"/TA or Genz112638/TA OR 基質抑制療法 /TA or 基質還元療法 /TA	652
#05	(#1 or #2) and (#3 or #4)	14
#06	#5 and (メタアナリシス /TH or システマティックレビュー /TH or 診療ガイドライン /TH)	0
#07	#5 and (RD= メタアナリシス , 診療ガイドライン)	0
#08	#5 and (メタアナリシス /TA or システマティックレビュー /TA or 診療ガイドライン /TA)	0
#09	#5 and ランダム化比較試験 /TH	2
#10	#5 and (RD= ランダム化比較試験)	0
#11	#5 and (ランダム化 /TA or 無作為化 /TA)	2
#12	#9 or #11	2
#13	#5 and (疫学研究特性 /TH or 疫学的研究デザイン /TH)	6
#14	#5 and (RD= 準ランダム化比較試験 , 比較研究)	0
#15	#5 and (疫学研究 /TA or 疫学的研究 /TA or 観察研究 /TA or 縦断研究 /TA or 後向き研究 /TA or 症例対照研究 /TA or 前向き研究 /TA or コホート研究 /TA or 追跡研究 /TA or 断面研究 /TA or 介入研究 /TA or 実現可能性研究 /TA or 双生児研究 /TA or 多施設共同研究 /TA or パイロットプロジェクト /TA or 標本調査 /TA or 臨床試験 /TA or 第 I 相試験 /TA or 第 II 相試験 /TA or 第 III 相試験 /TA or 第 IV 相試験 /TA or クロスオーバー研究 /TA)	1
#16	(#13 or #15) not #12	4
#17	#5 not (#12 or #16)	8

[文献検索フローダイアグラム]（PRISMA 2009 改変）

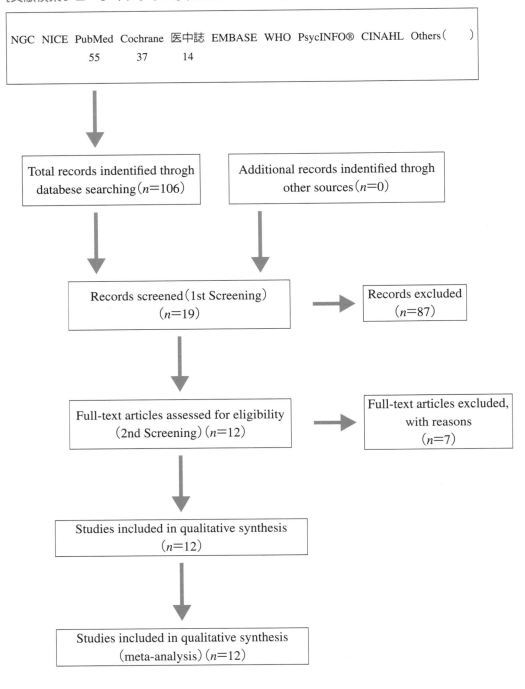

NGC　NICE　PubMed　Cochrane　医中誌　EMBASE　WHO　PsycINFO®　CINAHL　Others（　　　）
　　　　　　　55　　　37　　　14

Total records indentified throgh databese searching（*n*＝106）

Additional records indentified throgh other sources（*n*＝0）

Records screened（1st Screening）（*n*＝19）

Records excluded（*n*＝87）

Full-text articles assessed for eligibility（2nd Screening）（*n*＝12）

Full-text articles excluded, with reasons（*n*＝7）

Studies included in qualitative synthesis（*n*＝12）

Studies included in qualitative synthesis（meta-analysis）（*n*＝12）

[定性的 SR]

CQ 14	SRT はゴーシェ病患者の生命予後を改善するか？
P	ゴーシェ病（年齢不問，全病型対象，脾臓摘出術の有無は不問）
I	SRT（エリグルスタットに限定する．ミグルスタット：N ブチルデオキシノジリマイシン，イビクルスタット / ラセラスタットは日本で承認されていないので除外）
C	無治療または ERT からの切り替え（ERT の製剤は国内で使用可能なイミグルセラーゼとベラグルセラーゼアルファに限定）
臨床的文脈	診療プロセスの中の，治療（SRT）による予後予測に分類される．
O1	死亡率の低下，生存期間の延長
非直接性のまとめ	論文なし
バイアスリスクのまとめ	単一群もしくはオープンラベルが多く，バイアスが想定される．
非一貫性その他のまとめ	
コメント	生存率を調査した文献はまだ存在しない
O2	QOL の改善
非直接性のまとめ	観察研究と RCT で評価方法が統一されていない．
バイアスリスクのまとめ	単一群もしくはオープンラベルが多く，バイアスが想定される．
非一貫性その他のまとめ	評価方法によって QOL の改善を認めるものと，有意差がないものが混在する．
コメント	健康面での QOL 改善認める，経口摂取が好まれる傾向はあるが，少数ながら静脈投与を希望するケースもある．
O3	有害事象
非直接性のまとめ	観察研究では対照群の設定がないものが多い．ERT を受けてからの切り替えでの評価は注意が必要．
バイアスリスクのまとめ	単一群もしくはオープンラベルが多く，バイアスが想定される．
非一貫性その他のまとめ	報告間での差異はそこまでない．
コメント	重篤な有害事象の報告は少ない．

[SR レポート]

1　O1- 死亡率の低下，生存期間の延長：益

SRT 開始から期間が短く，報告がない．死亡例の報告もない．

2　O2-QOL の改善は得られるか：益

観察研究 2 編，RCT2 編あり，プラセボとの比較や ENCORE（イミグルセラーゼからの切り替え）の解析がある．ERT と比較して SRT（経口投与）は健康関連 QOL の改善に寄与するという報告と，QOL 評価に有意差がなかったとの報告が

混在するが，QOLの評価方法の差があるためと推察される（一方はVisual Analogue scale，もう一方はBPI，fatigue severity scale，36-item shor form health survey）．経口摂取と静脈投与の検討では大半が経口投与を好んだが，一部静脈投与を好むとの報告がある．

3　O3- 重篤な有害事象：害

RCT 4編，個別観察7編．死亡例はない．4つの治験で登録された393例中，副作用による中止事例は12例，重篤な有害事象としては骨壊死，心筋梗塞，心室性頻脈で心室性頻脈1例のみ関連性を指摘されている．

資料　CQ15-01　フローダイアグラムと文献検索式

［文献検索］

● PICO

P	ゴーシェ病（年齢不問，全病型対象，脾臓摘出術の有無は不問）
I	SRT（国内で使用可能なエリグルスタットに限定）は
C	無治療（または酵素製剤からの切り替えも含む）
O	肝腫大の改善，脾腫の改善

［検索式］

● The Cochrane Library 検索：2017年12月31日（色字は検索を行った論文）

No.	検索式	検索件数
#01	Acid beta-Glucosidase Deficienc*:ti,ab,kw OR Cerebroside Lipidosis Syndrome*:ti,ab,kw OR Gaucher Disease*:ti,ab,kw OR Gaucher Splenomegaly:ti,ab,kw OR Gaucher Syndrome*:ti,ab,kw OR Gaucher's Disease*:ti,ab,kw OR Gauchers Disease*:ti,ab,kw OR GBA Deficienc*:ti,ab,kw OR Glucocerebrosidase Deficienc*:ti,ab,kw OR Glucocerebrosidase Deficiency Disease*:ti,ab,kw OR Glucocerebrosidoses:ti,ab,kw OR Glucocerebrosidosis:ti,ab,kw OR Glucosyl Cerebroside Lipidoses:ti,ab,kw OR Glucosyl Cerebroside Lipidosis:ti,ab,kw OR Glucosylceramidase Deficienc*:ti,ab,kw OR Glucosylceramide Beta-Glucosidase Deficienc*:ti,ab,kw OR Glucosylceramide Lipidoses:ti,ab,kw OR Glucosylceramide Lipidosis:ti,ab,kw OR Kerasin Histiocytoses:ti,ab,kw OR Kerasin Histiocytosis:ti,ab,kw OR Kerasin Lipoidoses:ti,ab,kw OR Kerasin Lipoidosis:ti,ab,kw OR Kerasin thesaurismoses:ti,ab,kw OR Kerasin thesaurismosis:ti,ab,kw OR Lipoid Histiocytoses:ti,ab,kw OR Lipoid Histiocytosis:ti,ab,kw	179
#02	Cerdelga:ti,ab,kw OR eliglustat:ti,ab,kw OR Genz 112638*:ti,ab,kw	42
#03	#1 AND #2	42
#04	#3 CDSR	0
#05	#3 CCRCT	37

No.	検索式	検索件数
#01	"Gaucher Disease" [Mesh]	4,308
#02	Acid beta-Glucosidase Deficienc* [TIAB] OR Cerebroside Lipidosis Syndrome* [TIAB] OR Gaucher Disease* [TIAB] OR Gaucher Splenomegaly [TIAB] OR Gaucher Syndrome* [TIAB] OR Gaucher's Disease* [TIAB] OR Gauchers Disease* [TIAB] OR GBA Deficienc* [TIAB] OR Glucocerebrosidase Deficienc* [TIAB] OR Glucocerebrosidase Deficiency Disease* [TIAB] OR Glucocerebrosidoses [TIAB] OR Glucocerebrosidosis [TIAB] OR Glucosyl Cerebroside Lipidoses [TIAB] OR Glucosyl Cerebroside Lipidosis [TIAB] OR Glucosylceramidase Deficienc* [TIAB] OR Glucosylceramide Beta-Glucosidase Deficienc* [TIAB] OR Glucosylceramide Lipidoses [TIAB] OR Glucosylceramide Lipidosis [TIAB] OR Kerasin Histiocytoses [TIAB] OR Kerasin Histiocytosis [TIAB] OR Kerasin Lipoidoses [TIAB] OR Kerasin Lipoidosis [TIAB] OR Kerasin thesaurismoses [TIAB] OR Kerasin thesaurismosis [TIAB] OR Lipoid Histiocytoses [TIAB] OR Lipoid Histiocytosis [TIAB]	4,609
#03	"eliglustat" [Supplementary Concept]	33
#04	Cerdelga [TIAB] OR eliglustat [TIAB] OR Genz 112638* [TIAB] OR substrate reduction therap* [TIAB] OR SRT [TIAB]	3,528
#05	(#1 OR #2) AND (#3 OR #4)	161
#06	#5 AND (JAPANESE [LA] OR ENGLISH [LA])	153
#07	#6 AND ("Cochrane Database Syst Rev" [TA] OR "Meta-Analysis" [PT] OR systematic [SB] OR "Guideline" [PT] OR "Guidelines as Topic" [MH] OR "Consensus" [MH] OR "Consensus Development Conferences as Topic" [MH] OR ((meta-analysis [TI] OR guideline* [TI] OR "systematic review" [TI] OR consensus [TI]) NOT Medline [SB]))	10
#08	#6 AND ("Randomized Controlled Trial" [PT] OR "Randomized Controlled Trials as Topic" [MH] OR (random* [TIAB] NOT medline [SB]))	11
#09	#8 NOT #7	9
#10	#6 AND ("Clinical Study" [PT] OR "Clinical Studies as Topic" [MH] OR ((clinical trial* [TIAB] OR clinical stud* [TIAB] OR case control* [TIAB] OR case comparison* [TIAB] OR observational stud* [TIAB]) NOT medline [SB]))	28
#11	#6 AND ("Epidemiologic Research Design" [MH] OR "Study Characteristics" [PT] OR "Epidemiologic Study Characteristics" [MH] OR ((cohort* [TIAB] OR comparative stud* [TIAB] OR retrospective stud* [TIAB] OR prospective stud* [TIAB] OR longitudinal* [TIAB] OR control group* [TIAB]) NOT medline [SB]))	41
#12	(#10 OR #11) NOT (#7 OR #9)	36

● 医中誌 Web 検索：2017 年 12 月 31 日（色字は検索を行った論文）

No.	検索式	検索件数
#01	Gaucher 病 /TH	924
#02	Gaucher 病 /TA or ゴーシェ病 /TA or ゴーシェー病 /TA or ゴシェ病 /TA or セレブロシドーシス /TA or セレブロシドリピドーシス /TA or セレブロシド症 /TA or セレブロシド蓄積症 /TA or 家族性脾性貧血 /TA or "Acid Beta Glucosidase Deficiency"/TA or "Acute Neuronopathic Gaucher Disease"/TA or "Cerebroside Lipidosis"/TA or Cerebrosidosis/TA or "Familial Splenic	927

	Anemia"/TA or "GBA Deficiencies"/TA or "GBA Deficiency"/TA or "Gaucher Disease"/TA or "Gaucher Splenomegaly"/TA or "Gaucher Syndrome"/TA or "Gaucher's Disease"/TA or "Gauchers Disease"/TA or "Glucocerebrosidase Deficiencies"/TA or "Glucocerebrosidase Deficiency"/TA or Glucocerebrosidoses/TA or Glucocerebrosidosis/TA or "Glucosyl Cerebroside Lipidoses"/TA or "Glucosyl Cerebroside Lipidosis"/TA or "Glucosylceramidase Deficiency"/TA or "Glucosylceramide Beta Glucosidase Deficiency"/TA or "Glucosylceramide Lipidoses"/TA or "Glucosylceramide Lipidosis"/TA or "Kerasin Histiocytoses"/TA or "Kerasin Histiocytosis"/TA or "Kerasin Lipoidoses"/TA or "Kerasin Lipoidosis"/TA or "Kerasin thesaurismoses"/TA or "Kerasin thesaurismosis"/TA or "Lipoid Histiocytoses"/TA or "Lipoid Histiocytosis"/TA		
#03	Eliglustat/TH		12
#04	Eliglustat/TA or エリグルスタット /TA or SRT/TA or サデルガ /TA or Cerdelga/TA or "Genz 112638"/TA or Genz112638/TA OR 基質抑制療法 /TA or 基質還元療法 / TA		652
#05	（#1 or #2）and（#3 or #4）		14
#06	#5 and（メタアナリシス /TH or システマティックレビュー /TH or 診療ガイド ライン /TH）		0
#07	#5 and（RD= メタアナリシス , 診療ガイドライン）		0
#08	#5 and（メタアナリシス /TA or システマティックレビュー /TA or 診療ガイド ライン /TA）		0
#09	#5 and ランダム化比較試験 /TH		2
#10	#5 and（RD= ランダム化比較試験）		0
#11	#5 and（ランダム化 /TA or 無作為化 /TA）		2
#12	#9 or #11		2
#13	#5 and（疫学研究特性 /TH or 疫学的研究デザイン /TH）		6
#14	#5 and（RD= 準ランダム化比較試験 , 比較研究）		0
#15	#5 and（疫学研究 /TA or 疫学的研究 /TA or 観察研究 /TA or 縦断研究 /TA or 後 向き研究 /TA or 症例対照研究 /TA or 前向き研究 /TA or コホート研究 /TA or 追 跡研究 /TA or 断面研究 /TA or 介入研究 /TA or 実現可能性研究 /TA or 双生児研 究 /TA or 多施設共同研究 /TA or パイロットプロジェクト /TA or 標本調査 /TA or 臨床試験 /TA or 第 I 相試験 /TA or 第 II 相試験 /TA or 第 III 相試験 /TA or 第 IV 相試験 /TA or クロスオーバー研究 /TA）		1
#16	（#13 or #15）not #12		4
#17	#5 not（#12 or #16）		8

[文献検索フローダイアグラム]（PRISMA 2009 改変）

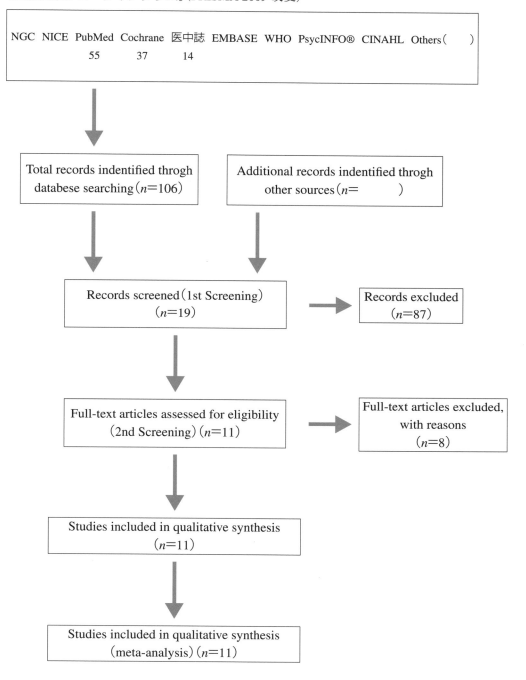

NGC NICE PubMed Cochrane 医中誌 EMBASE WHO PsycINFO® CINAHL Others（　　）
                55   37   14

Total records indentified throgh
databese searching（n＝106）

Additional records indentified throgh
other sources（n＝　　　）

Records screened（1st Screening）
（n＝19）

Records excluded
（n＝87）

Full-text articles assessed for eligibility
（2nd Screening）（n＝11）

Full-text articles excluded,
with reasons
（n＝8）

Studies included in qualitative synthesis
（n＝11）

Studies included in qualitative synthesis
（meta-analysis）（n＝11）

資料　CQ15-02　定性的 SR と SR レポート

[定性的 SR]

CQ 15	SRT はゴーシェ病患者の肝脾腫を改善するか？
P	ゴーシェ病（年齢不問，全病型対象，脾臓摘出術の有無は不問）
I	SRT（エリグルスタットに限定する．ミグルスタット：N ブチルデオキシノジリマイシン，イビクルスタット / ラセラスタットは日本で承認されていないので除外）
C	無治療または ERT からの切り替え（ERT の製剤は国内で使用可能なイミグルセラーゼとベラグルセラーゼアルファに限定）
臨床的文脈	診療プロセスの中の，治療（SRT）による予後予測に分類される．
O1	肝腫大の改善
非直接性のまとめ	1 型のみの研究で遺伝子変異の偏りが強く（N370S），対照群がいる研究といない研究が混在しているが，評価方法はある程度統一されている．
バイアスリスクのまとめ	ERT との比較はオープンラベルでケアに差が出る可能性あり，交絡因子の調整をしていない報告も．
非一貫性その他のまとめ	サンプルサイズは少ないが，評価は一定，不正確さは見受けられない．
コメント	SRT は肝腫大改善に効果があり，SRT と ERT での効果に現時点で優劣はない．
O2	脾腫の改善
非直接性のまとめ	1 型のみの研究で遺伝子変異の偏りが強く（N370S），対照群がいる研究といない研究が混在しているが，評価方法はある程度統一されている．
バイアスリスクのまとめ	ERT との比較はオープンラベルでケアに差が出る可能性あり，交絡因子の調整をしていない報告も．
非一貫性その他のまとめ	サンプルサイズは少ないが，評価は一定，不正確さは見受けられない．
コメント	SRT は脾腫改善に効果があり，SRT と ERT での効果に現時点で優劣はない．

[SR レポート]

1　O1- 肝腫大の改善：益，O2- 脾腫の改善：益

　Lukina らは治療歴のない 1 型患者を対象とした SRT において 1 年間で有意な肝腫大，脾腫の改善を認め，4 年間のフォローアップでは 90％以上で治療目標に達成したと報告している．

　Misty らは治療歴のない 1 型患者を対象にプラセボを使用した RCT を行い，SRT 群において 9 か月後に肝臓，脾臓の容積の有意な縮小を認めたことを報告した．同研究の延長で 9 か月以降はプラセボ群も SRT へ変更し，両群で肝臓，脾臓の容積の有意な縮小を認めたことを報告した．Cox らは ERT との非劣性試験を，3 年以上酵素補充療法され治療目的を達成している 1 型患者を対象に RCT を実施．肝容積，脾容積ともに安定して経過し，有意な変化を認めなかった．すべて 1 型患者のみを対象とした研究で，重症度の偏り，遺伝子変異の偏りがあることを考慮する必要がある．

［文献検索］

● PICO

P	ゴーシェ病（年齢不問，全病型対象，脾臓摘出術の有無は不問）
I	SRT（国内で使用可能なエリグルスタットに限定）は
C	無治療（他の酵素製剤からの切り替えも含む）
O	貧血を改善するか，血小板減少症を改善するか

［検 索 式］

● The Cochrane Library 検索：2017 年 12 月 31 日（色字は検索を行った論文）

No.	検索式	検索件数
#01	Acid beta-Glucosidase Deficienc*:ti,ab,kw OR Cerebroside Lipidosis Syndrome*:ti,ab,kw OR Gaucher Disease*:ti,ab,kw OR Gaucher Splenomegaly:ti,ab,kw OR Gaucher Syndrome*:ti,ab,kw OR Gaucher's Disease*:ti,ab,kw OR Gauchers Disease*:ti,ab,kw OR GBA Deficienc*:ti,ab,kw OR Glucocerebrosidase Deficienc*:ti,ab,kw OR Glucocerebrosidase Deficiency Disease*:ti,ab,kw OR Glucocerebrosidoses:ti,ab,kw OR Glucocerebrosidosis:ti,ab,kw OR Glucosyl Cerebroside Lipidoses:ti,ab,kw OR Glucosyl Cerebroside Lipidosis:ti,ab,kw OR Glucosylceramidase Deficienc*:ti,ab,kw OR Glucosylceramide Beta-Glucosidase Deficienc*:ti,ab,kw OR Glucosylceramide Lipidoses:ti,ab,kw OR Glucosylceramide Lipidosis:ti,ab,kw OR Kerasin Histiocytoses:ti,ab,kw OR Kerasin Histiocytosis:ti,ab,kw OR Kerasin Lipoidoses:ti,ab,kw OR Kerasin Lipoidosis:ti,ab,kw OR Kerasin thesaurismoses:ti,ab,kw OR Kerasin thesaurismosis:ti,ab,kw OR Lipoid Histiocytoses:ti,ab,kw OR Lipoid Histiocytosis:ti,ab,kw	179
#02	Cerdelga:ti,ab,kw OR eliglustat:ti,ab,kw OR Genz 112638*:ti,ab,kw	42
#03	#1 AND #2	42
#04	#3 CDSR	0
#05	#3 CCRCT	37

● PubMed 検索：2017 年 12 月 31 日（色字は検索を行った論文）

No.	検索式	検索件数
#01	"Gaucher Disease"［Mesh］	4,308
#02	Acid beta-Glucosidase Deficienc*［TIAB］OR Cerebroside Lipidosis Syndrome*［TIAB］OR Gaucher Disease*［TIAB］OR Gaucher Splenomegaly［TIAB］OR Gaucher Syndrome*［TIAB］OR Gaucher's Disease*［TIAB］OR Gauchers Disease*［TIAB］OR GBA Deficienc*［TIAB］OR Glucocerebrosidase Deficienc*［TIAB］OR Glucocerebrosidase Deficiency Disease*［TIAB］OR Glucocerebrosidoses［TIAB］OR Glucocerebrosidosis［TIAB］OR Glucosyl Cerebroside Lipidoses［TIAB］OR Glucosyl Cerebroside Lipidosis［TIAB］OR Glucosylceramidase Deficienc*［TIAB］OR Glucosylceramide Beta-Glucosidase Deficienc*［TIAB］OR Glucosylceramide Lipidoses［TIAB］OR Glucosylceramide Lipidosis［TIAB］OR Kerasin Histiocytoses［TIAB］OR Kerasin Histiocytosis［TIAB］OR Kerasin Lipoidoses［TIAB］OR Kerasin Lipoidosis［TIAB］OR Kerasin thesaurismoses［TIAB］OR Kerasin thesaurismosis［TIAB］OR Lipoid Histiocytoses［TIAB］OR Lipoid Histiocytosis［TIAB］	4,609

#03	"eliglustat" [Supplementary Concept]	33
#04	Cerdelga [TIAB] OR eliglustat [TIAB] OR Genz 112638* [TIAB] OR substrate reduction therap* [TIAB] OR SRT [TIAB]	3,528
#05	(#1 OR #2) AND (#3 OR #4)	161
#06	#5 AND (JAPANESE [LA] OR ENGLISH [LA])	153
#07	#6 AND ("Cochrane Database Syst Rev" [TA] OR "Meta-Analysis" [PT] OR systematic [SB] OR "Guideline" [PT] OR "Guidelines as Topic" [MH] OR "Consensus" [MH] OR "Consensus Development Conferences as Topic" [MH] OR ((meta-analysis [TI] OR guideline* [TI] OR "systematic review" [TI] OR consensus [TI]) NOT Medline [SB]))	10
#08	#6 AND ("Randomized Controlled Trial" [PT] OR "Randomized Controlled Trials as Topic" [MH] OR (random* [TIAB] NOT medline [SB]))	11
#09	#8 NOT #7	9
#10	#6 AND ("Clinical Study" [PT] OR "Clinical Studies as Topic" [MH] OR ((clinical trial* [TIAB] OR clinical stud* [TIAB] OR case control* [TIAB] OR case comparison* [TIAB] OR observational stud* [TIAB]) NOT medline [SB]))	28
#11	#6 AND ("Epidemiologic Research Design" [MH] OR "Study Characteristics" [PT] OR "Epidemiologic Study Characteristics" [MH] OR ((cohort* [TIAB] OR comparative stud* [TIAB] OR retrospective stud* [TIAB] OR prospective stud* [TIAB] OR longitudinal* [TIAB] OR control group* [TIAB]) NOT medline [SB]))	41
#12	(#10 OR #11) NOT (#7 OR #9)	36

●医中誌 Web 検索：2017 年 12 月 31 日（色字は検索を行った論文）

No.	検索式	検索件数
#01	Gaucher 病 /TH	924
#02	Gaucher 病 /TA or ゴーシェ病 /TA or ゴーシェー病 /TA or ゴシェ病 /TA or セレブロシドーシス /TA or セレブロシドリピドーシス /TA or セレブロシド症 /TA or セレブロシド蓄積症 /TA or 家族性脾性貧血 /TA or "Acid Beta Glucosidase Deficiency"/TA or "Acute Neuronopathic Gaucher Disease"/TA or "Cerebroside Lipidosis"/TA or Cerebrosidosis/TA or "Familial Splenic Anemia"/TA or "GBA Deficiencies"/TA or "GBA Deficiency"/TA or "Gaucher Disease"/TA or "Gaucher Splenomegaly"/TA or "Gaucher Syndrome"/TA or "Gaucher's Disease"/TA or "Gauchers Disease"/TA or "Glucocerebrosidase Deficiencies"/TA or "Glucocerebrosidase Deficiency"/TA or Glucocerebrosidoses/TA or Glucocerebrosidosis/TA or "Glucosyl Cerebroside Lipidoses"/TA or "Glucosyl Cerebroside Lipidosis"/TA or "Glucosylceramidase Deficiency"/TA or "Glucosylceramide Beta Glucosidase Deficiency"/TA or "Glucosylceramide Lipidoses"/TA or "Glucosylceramide Lipidosis"/TA or "Kerasin Histiocytoses"/TA or "Kerasin Histiocytosis"/TA or "Kerasin Lipoidoses"/TA or "Kerasin Lipoidosis"/TA or "Kerasin thesaurismoses"/TA or "Kerasin thesaurismosis"/TA or "Lipoid Histiocytoses"/TA or "Lipoid Histiocytosis"/TA	927
#03	Eliglustat/TH	12
#04	Eliglustat/TA or エリグルスタット /TA or SRT/TA or サデルガ /TA or Cerdelga/TA or "Genz 112638"/TA or Genz112638/TA OR 基質抑制療法 /TA or 基質還元療法 /TA	652
#05	(#1 or #2) and (#3 or #4)	14
#06	#5 and (メタアナリシス /TH or システマティックレビュー /TH or 診療ガイドライン /TH)	0

#07	#5 and（RD= メタアナリシス，診療ガイドライン）	0
#08	#5 and（メタアナリシス /TA or システマティックレビュー /TA or 診療ガイドライン /TA）	0
#09	#5 and ランダム化比較試験 /TH	2
#10	#5 and（RD= ランダム化比較試験）	0
#11	#5 and（ランダム化 /TA or 無作為化 /TA）	2
#12	#9 or #11	2
#13	#5 and（疫学研究特性 /TH or 疫学的研究デザイン /TH）	6
#14	#5 and（RD= 準ランダム化比較試験，比較研究）	0
#15	#5 and（疫学研究 /TA or 疫学的研究 /TA or 観察研究 /TA or 縦断研究 /TA or 後向き研究 /TA or 症例対照研究 /TA or 前向き研究 /TA or コホート研究 /TA or 追跡研究 /TA or 断面研究 /TA or 介入研究 /TA or 実現可能性研究 /TA or 双生児研究 /TA or 多施設共同研究 /TA or パイロットプロジェクト /TA or 標本調査 /TA or 臨床試験 /TA or 第 I 相試験 /TA or 第 II 相試験 /TA or 第 III 相試験 /TA or 第 IV 相試験 /TA or クロスオーバー研究 /TA）	1
#16	（#13 or #15）not #12	4
#17	#5 not（#12 or #16）	8

［文献検索フローダイアグラム］（PRISMA 2009 改変）

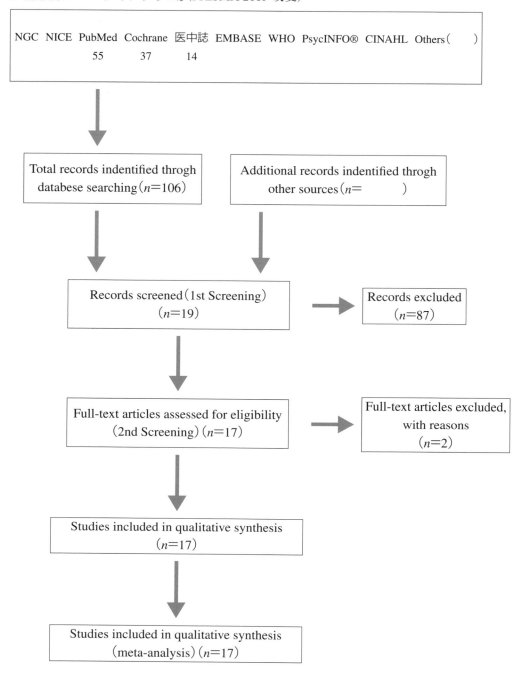

[定性的 SR]

CQ 16	SRT はゴーシェ病患者の貧血・血小板減少症を改善するか？
P	ゴーシェ病（年齢不問，全病型対象，脾臓摘出術の有無は不問）
I	SRT（エリグルスタットに限定する．ミグルスタット :N ブチルデオキシノジリマイシン，イビクルスタット / ラセラスタットは日本で承認されていないので除外）
C	無治療または ERT からの切り替え（ERT の製剤は国内で使用可能なイミグルセラーゼとベラグルセラーゼアルファに限定）
臨床的文脈	診療プロセスの中の，治療（SRT）による予後予測に分類される．
O1	貧血の改善
非直接性のまとめ	1 型のみの研究で遺伝子変異の偏りが強く（N370S），対照群がいる研究といない研究が混在しているが，評価方法はある程度統一されている．
バイアスリスクのまとめ	ERT との比較はオープンラベルでケアに差が出る可能性あり，交絡因子の調整をしていない報告も．
非一貫性その他のまとめ	サンプルサイズは少ないが，評価は一定，不正確さは見受けられない．
コメント	SRT は貧血改善に効果があり，SRT と ERT での効果に現時点で優劣はない．
O2	血小板減少の改善
非直接性のまとめ	1 型のみの研究で遺伝子変異の偏りが強く（N370S），対照群がいる研究といない研究が混在しているが，評価方法はある程度統一されている．
バイアスリスクのまとめ	ERT との比較はオープンラベルでケアに差が出る可能性あり，交絡因子の調整をしていない報告も．
非一貫性その他のまとめ	サンプルサイズは少ないが，評価は一定，不正確さは見受けられない．
コメント	SRT は血小板低下の改善に効果があり，SRT と ERT での効果に現時点で優劣はない．

[SR レポート]

1　O1- 貧血の改善：益，O2- 血小板の改善：益

　Lukina らは治療歴のない 1 型患者を対象とした SRT において 2 年間で Hb 上昇（＋ 20 ％），血小板数上昇（＋ 81 ％）を認め，4 年間のフォローアップでも有害事象なく，Hb は 2.3 g/dL，血小板数は 95 ％の上昇を認めたことを報告した．Misty らは治療歴のない 1 型患者を対象にプラセボを使用した RCT を行い，SRT 群において 9 か月後に Hb は 1.2 g/dL，血小板数は 41 ％の上昇を認めたことを報告した．同研究の延長で 9 か月以降はプラセボ群も SRT へ変更し，両群で貧血および血小板減少の有意な改善を認めたことを報告した．Cox らは ERT との非劣性試験を 3 年以上酵素補充療法をされ，治療目的を達成している 1 型患者を対象に RCT を実施，Hb および血小板数ともに有意な変化を認めなかった．すべて 1 型患者のみを対象とした研究で，重症度の偏り，遺伝子変異の偏りがあることを考慮する必要がある．

資料　CQ17-01　フローダイアグラムと文献検索式

［文献検索］

● PICO

P	ゴーシェ病（年齢不問，全病型対象，脾臓摘出術の有無は不問）
I	ERT（国内で使用可能なイミグルセラーゼとベラグルセラーゼアルファに限定）は
C	無治療（他の酵素製剤からの切り替えも含む）
O	骨折・骨壊死の発生抑制効果は得られるか，骨痛・骨クリーゼ抑制効果は得られるか，BMD の増加は得られるか，小児の成長障害（低身長）の改善は得られるか

［検 索 式］

● The Cochrane Library 検索：2017 年 12 月 31 日（色字は検索を行った論文）

No.	検索式	検索件数
#01	Acid beta-Glucosidase Deficienc*:ti,ab,kw OR Cerebroside Lipidosis Syndrome*:ti,ab,kw OR Gaucher Disease*:ti,ab,kw OR Gaucher Splenomegaly:ti,ab,kw OR Gaucher Syndrome*:ti,ab,kw OR Gaucher's Disease*:ti,ab,kw OR Gauchers Disease*:ti,ab,kw OR GBA Deficienc*:ti,ab,kw OR Glucocerebrosidase Deficienc*:ti,ab,kw OR Glucocerebrosidase Deficiency Disease*:ti,ab,kw OR Glucocerebrosidoses:ti,ab,kw OR Glucocerebrosidosis:ti,ab,kw OR Glucosyl Cerebroside Lipidoses:ti,ab,kw OR Glucosyl Cerebroside Lipidosis:ti,ab,kw OR Glucosylceramidase Deficienc*:ti,ab,kw OR Glucosylceramide Beta-Glucosidase Deficienc*:ti,ab,kw OR Glucosylceramide Lipidoses:ti,ab,kw OR Glucosylceramide Lipidosis:ti,ab,kw OR Kerasin Histiocytoses:ti,ab,kw OR Kerasin Histiocytosis:ti,ab,kw OR Kerasin Lipoidoses:ti,ab,kw OR Kerasin Lipoidosis:ti,ab,kw OR Kerasin thesaurismoses:ti,ab,kw OR Kerasin thesaurismosis:ti,ab,kw OR Lipoid Histiocytoses:ti,ab,kw OR Lipoid Histiocytosis:ti,ab,kw	179
#02	Enzyme Replacement Therapy:ti,ab,kw OR imiglucerase*:ti,ab,kw OR Velaglucerase alfa*:ti,ab,kw	810
#03	skeletal*:ti,ab,kw OR bone pain*:ti,ab,kw OR bone crise*:ti,ab,kw OR Osteonecros*:ti,ab,kw OR Avascular Necros*:ti,ab,kw OR Fracture*:ti,ab,kw OR Osteoporos*:ti,ab,kw OR Bone Densit*:ti,ab,kw OR Bone Mineral Densit*:ti,ab,kw OR "Dual Energy X Ray Absorptiometry":ti,ab,kw OR DEXA:ti,ab,kw	38,220
#04	#1 AND #2 AND #3	28
#05	#4 CDSR	2
#06	#4 CCRCT	26

● PubMed 検索：2017 年 12 月 31 日（色字は検索を行った論文）

No.	検索式	検索件数
#01	"Gaucher Disease"［Mesh］	4,308
#02	Acid beta-Glucosidase Deficienc*［TIAB］OR Cerebroside Lipidosis Syndrome*［TIAB］OR Gaucher Disease*［TIAB］OR Gaucher Splenomegaly［TIAB］OR Gaucher Syndrome*［TIAB］OR Gaucher's Disease*［TIAB］OR Gauchers Disease*［TIAB］OR GBA Deficienc*［TIAB］OR Glucocerebrosidase Deficienc*［TIAB］OR Glucocerebrosidase Deficiency Disease*［TIAB］OR Glucocerebrosidoses［TIAB］OR Glucocerebrosidosis［TIAB］OR Glucosyl	4,609

	Cerebroside Lipidoses [TIAB] OR Glucosyl Cerebroside Lipidosis [TIAB] OR Glucosylceramidase Deficienc* [TIAB] OR Glucosylceramide Beta-Glucosidase Deficienc* [TIAB] OR Glucosylceramide Lipidoses [TIAB] OR Glucosylceramide Lipidosis [TIAB] OR Kerasin Histiocytoses [TIAB] OR Kerasin Histiocytosis [TIAB] OR Kerasin Lipoidoses [TIAB] OR Kerasin Lipoidosis [TIAB] OR Kerasin thesaurismoses [TIAB] OR Kerasin thesaurismosis [TIAB] OR Lipoid Histiocytoses [TIAB] OR Lipoid Histiocytosis [TIAB]	
#03	"Enzyme Replacement Therapy" [Mesh]	1,397
#04	Enzyme Replacement Therap* [TIAB]	3,714
#05	"imiglucerase" [Supplementary Concept] OR "Velaglucerase alfa, human" [Supplementary Concept]	287
#06	"Glucosylceramidase/therapeutic use" [Mesh]	643
#07	imiglucerase* [TIAB] OR Velaglucerase alfa* [TIAB]	229
#08	"Bone Diseases" [Mesh]	458,923
#09	"Fractures, Bone" [Mesh]	166,093
#10	"Bone Density" [Mesh]	47,300
#11	"Absorptiometry, Photon" [Mesh]	20,074
#12	skeletal* [TIAB] OR bone pain* [TIAB] OR bone crise* [TIAB] OR Osteonecros* [TIAB] OR Avascular Necros* [TIAB] OR Fracture* [TIAB] OR Osteoporos* [TIAB] OR Bone Densit* [TIAB] OR Bone Mineral Densit* [TIAB] OR "Dual Energy X Ray Absorptiometry" [TIAB] OR DEXA [TIAB]	468,304
#13	(#1 OR #2) AND (#3 OR #4 OR #5 OR #6 OR #7) AND (#8 OR #9 OR #10 OR #11 OR #12)	291
#14	#13 AND (JAPANESE [LA] OR ENGLISH [LA])	253
#15	#14 AND ("Cochrane Database Syst Rev" [TA] OR "Meta-Analysis" [PT] OR systematic [SB] OR "Guideline" [PT] OR "Guidelines as Topic" [MH] OR "Consensus" [MH] OR "Consensus Development Conferences as Topic" [MH] OR ((meta-analysis [TI] OR guideline* [TI] OR "systematic review" [TI] OR consensus [TI]) NOT Medline [SB]))	15
#16	#14 AND ("Randomized Controlled Trial" [PT] OR "Randomized Controlled Trials as Topic" [MH] OR (random* [TIAB] NOT medline [SB]))	9
#17	#16 NOT #15	8
#18	#14 AND ("Clinical Study" [PT] OR "Clinical Studies as Topic" [MH] OR ((clinical trial* [TIAB] OR clinical stud* [TIAB] OR case control* [TIAB] OR case comparison* [TIAB] OR observational stud* [TIAB]) NOT medline [SB]))	39
#17	#14 AND ("Epidemiologic Research Design" [MH] OR "Study Characteristics" [PT] OR "Epidemiologic Study Characteristics" [MH] OR ((cohort* [TIAB] OR comparative stud* [TIAB] OR retrospective stud* [TIAB] OR prospective stud* [TIAB] OR longitudinal* [TIAB] OR control group* [TIAB]) NOT medline [SB]))	140
#18	(#18 OR #19) NOT (#15 OR #17)	127

● 医中誌 Web 検索：2017 年 12 月 31 日（色字は検索を行った論文）

No.	検索式	検索件数
#01	Gaucher 病 /TH	924
#02	Gaucher 病 /TA or ゴーシェ病 /TA or ゴーシェー病 /TA or ゴシェ病 /TA or セレブロシドーシス /TA or セレブロシドリピドーシス /TA or セレブロシド症 /TA or セレブロシド蓄積症 /TA or 家族性脾性貧血 /TA or "Acid Beta Glucosidase Deficiency"/TA or "Acute Neuronopathic Gaucher Disease"/TA or "Cerebroside Lipidosis"/TA or Cerebrosidosis/TA or "Familial Splenic Anemia"/TA or "GBA Deficiencies"/TA or "GBA Deficiency"/TA or "Gaucher Disease"/TA or "Gaucher Splenomegaly"/TA or "Gaucher Syndrome"/TA or "Gaucher's Disease"/TA or "Gauchers Disease"/TA or "Glucocerebrosidase Deficiencies"/TA or "Glucocerebrosidase Deficiency"/TA or Glucocerebrosidoses/TA or Glucocerebrosidosis/TA or "Glucosyl Cerebroside Lipidoses"/TA or "Glucosyl Cerebroside Lipidosis"/TA or "Glucosylceramidase Deficiency"/TA or "Glucosylceramide Beta Glucosidase Deficiency"/TA or "Glucosylceramide Lipidoses"/TA or "Glucosylceramide Lipidosis"/TA or "Kerasin Histiocytoses"/TA or "Kerasin Histiocytosis"/TA or "Kerasin Lipoidoses"/TA or "Kerasin Lipoidosis"/TA or "Kerasin thesaurismoses"/TA or "Kerasin thesaurismosis"/TA or "Lipoid Histiocytoses"/TA or "Lipoid Histiocytosis"/TA	927
#03	酵素補充療法 /TH	1,225
#04	酵素補充療法 /TA or "Enzyme Replacement Therapies"/TA or "Enzyme Replacement Therapy"/TA	877
#05	Imiglucerase/TH or "Velaglucerase Alfa"/TH	81
#06	Imiglucerase/TA or イミグルセラーゼ /TA or "Velaglucerase Alfa"/TA or ベラグルセラーゼアルファ /TA or ベラグルセラーゼ・アルファ /TA	22
#07	骨疾患 /TH or 骨痛 /TH	410,906
#08	骨折 /TH	133,514
#09	骨密度 /TH	26,931
#10	光子吸収分析 /TH	4,959
#11	骨痛 /TA or 骨クリーゼ /TA or 骨壊死 /TA or 骨折 /TA or 骨密度 /TA or 骨塩量 /TA or 骨粗鬆症 /TA or 光子吸収分析 /TA or DEXA/TA	168,354
#12	(#1 or #2) and (#3 or #4 or #5 or #6) and (#7 or #8 or #9 or #10 or #11)	21
#13	#12 and（メタアナリシス /TH or システマティックレビュー /TH or 診療ガイドライン /TH）	1
#14	#12 and（RD= メタアナリシス , 診療ガイドライン）	0
#15	#12 and（メタアナリシス /TA or システマティックレビュー /TA or 診療ガイドライン /TA）	0
#16	#12 and ランダム化比較試験 /TH	0
#17	#12 and（RD= ランダム化比較試験）	0
#18	#12 and（ランダム化 /TA or 無作為化 /TA）	0
#19	#12 and（疫学研究特性 /TH or 疫学的研究デザイン /TH）	1
#20	#12 and（RD= 準ランダム化比較試験 , 比較研究）	0

#21	#12 and（疫学研究 /TA or 疫学的研究 /TA or 観察研究 /TA or 縦断研究 /TA or 後向き研究 /TA or 症例対照研究 /TA or 前向き研究 /TA or コホート研究 /TA or 追跡研究 /TA or 断面研究 /TA or 介入研究 /TA or 実現可能性研究 /TA or 双生児研究 /TA or 多施設共同研究 /TA or パイロットプロジェクト /TA or 標本調査 /TA or 臨床試験 /TA or 第 I 相試験 /TA or 第 II 相試験 /TA or 第 III 相試験 /TA or 第 IV 相試験 /TA or クロスオーバー研究 /TA）	0
#22	#19 not #13	1
#23	#12 not（#13 or #19）	19

[文献検索フローダイアグラム](PRISMA 2009 改変)

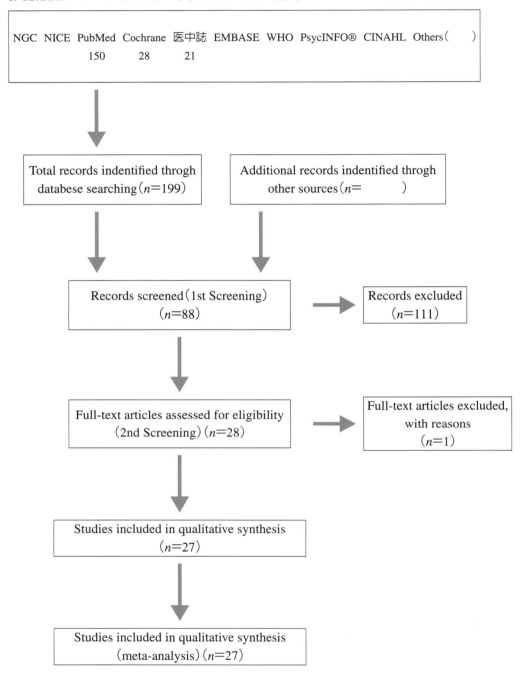

NGC NICE PubMed Cochrane 医中誌 EMBASE WHO PsycINFO® CINAHL Others ( )
150 28 21

Total records indentified throgh databese searching ($n=199$)

Additional records indentified throgh other sources ($n=$)

Records screened (1st Screening) ($n=88$)

Records excluded ($n=111$)

Full-text articles assessed for eligibility (2nd Screening) ($n=28$)

Full-text articles excluded, with reasons ($n=1$)

Studies included in qualitative synthesis ($n=27$)

Studies included in qualitative synthesis (meta-analysis) ($n=27$)

[定性的 SR]

CQ 17	ERT はゴーシェ病患者の骨症状を改善するか？
P	ゴーシェ病（全病型，脾臓摘出術の有無は問わない）
I	ERT（酵素製剤は国内で使用可能なイミグルセラーゼとベラグルセラーゼアルファに限定する．アルグルセラーゼ：セレデースは現在使用できず，タリグルセラーゼ，Abcertin は日本未承認のため，除外する）
C	無治療または ERT からの切り替え（酵素製剤は国内で使用可能なイミグルセラーゼとベラグルセラーゼアルファに限定）
臨床的文脈	診療プロセスの中の，治療（ERT）による予後予測に分類される．
O1	骨折・骨壊死の発生抑制効果
非直接性のまとめ	観察研究 1 件のみで，1 型患者を対象としており，対照群の設定のない評価である．アウトカムは骨壊死発症率の評価のみ．
バイアスリスクのまとめ	観察研究で対照群の設定がない．
非一貫性その他のまとめ	観察研究 1 件のみで非一貫性は評価できない．
コメント	ERT が骨壊死発症率を低下させることを示唆する観察研究が 1 件のみであり，骨折の発症抑制効果について評価した文献がない．
O2	骨痛・骨クリーゼ抑制効果
非直接性のまとめ	観察研究は 14 件あるが多くは 1 型患者を対象としており，対照群の設定のない評価である．酵素製剤の記載のないものも含んでいる．骨痛や骨クリーゼの評価方法が有症状率や新規発症率など，統一されていない．
バイアスリスクのまとめ	すべての観察研究で対照群の設定がなく，多くの報告で交絡因子調整の記載がない．
非一貫性その他のまとめ	酵素補充により骨痛の消失，骨クリーゼの発症率抑制などの評価において，すべての報告でほぼ一致している．
コメント	観察研究のみで，多くで 1 型患者を対象にしており対照群の設定はなく，研究のバイアスは大きい．アウトカムに関して，骨痛・骨クリーゼ抑制効果の評価方法は研究により異なるが，結果はほぼ一致している．
O3	BMD の増加
非直接性のまとめ	観察研究は 13 件あるが多くは 1 型患者を対象としており，対照群の設定のない評価である．酵素製剤の記載のないものも含んでいる．BMD の推移の評価方法が統一されていない．
バイアスリスクのまとめ	すべての観察研究で対照群の設定がなく，多くの報告で交絡因子調整の記載がない．
非一貫性その他のまとめ	ERT による BMD 増加の評価において，ほとんど報告で増加しているが，進行しないという評価の報告もあり，一貫していない．
コメント	観察研究のみで，多くで 1 型患者を対象にしており対照群の設定はなく，研究のバイアスは大きい．ERT 開始後も BMD が増加しないという報告も一部含まれるが，ほとんどの文献で ERT 後に BMD の増加を報告しており，結果は概ね一致している．
O4	小児の成長障害（低身長）の改善

非直接性のまとめ	観察研究は 5 件あるが多くは 1 型患者を対象としており，対照群の設定のない評価である．酵素製剤の記載のないものも含んでいる．成長障害の評価方法が統一されていない．
バイアスリスクのまとめ	すべての観察研究で対照群の設定がなく，多くの報告で交絡因子調整の記載がない．
非一貫性その他のまとめ	ERT により低身長が改善するという結果は，概ねすべての報告でほぼ一致している．
コメント	観察研究のみで，多くで 1 型患者を対象にしており対照群の設定はなく，研究のバイアスは大きい．成長障害の評価方法が統一されていないが，ERT 開始後に低身長が改善されるという結果はほぼ一致している．

[SR レポート]

1　O1- 骨折・骨壊死の発症抑制効果：益

　ERT が骨壊死発症率を低下させることを示唆する観察研究が 1 報のみで，骨折の発症抑制効果について評価した文献はない．1 型患者 2,700 人に対してイミグルセラーゼ投与を行い無血管性骨壊死（AVN）発症率を検討した Pramod らの報告では，1,000 人年当たり 13.8 の発症率であり，ERT を 2 年以内に開始した群では 8.1，2 年以上に開始した群で 16.6 と有意差があり，早期治療により AVN 発症率の低下につながる可能性が示唆された．

2　O2- 骨痛・骨クリーゼ抑制効果：益

　観察研究が 14 報あり，1 型患者を対象とした報告がほとんどであり，対照群の設定はない．1 型患者を対象にイミグルセラーゼ 60 U/kg/2wk 投与試験では，ベースラインの時点で「すべての痛み」が 73 ％ でみられたが，投与開始 48 か月の時点で 39 ％ に低下し有意な減少を認めた．また骨痛は ERT 開始後 3 カ月の時点で有意に減少していた．骨クリーゼに関しても同報告で，治療前に骨クリーゼを認めた 13 人中 11 人が，48 か月間の投与期間中骨クリーゼの再発は認めなかった．別の成人ゴーシェ病患者 155 人の報告でも，ERT（酵素製剤は不明）により統計学的有意差はないが，ERT により骨痛のリスクは ERT により減少してくることが報告されている．その他の報告でも，ERT により骨痛・骨クリーゼ抑制効果はほぼ同様な報告が多く，骨痛・骨クリーゼ抑制効果はあると考えられるが，評価方法は研究により異なり，骨痛は自己申告によるところが大きいため実行バイアス（ケアの差）として現れる可能性は否定できない．

3　O3-BMD の増加：益

　観察研究が 13 報あり，1 型患者を対象とした報告がほとんどであり，対照群の設定はない．1 型患者を対象にベラグルセラーゼアルファ 60 U/kg/2wk 投与を行った 57 人の phase 3 + extension trial では，ERT 開始後 24 か月時点で，腰椎と大腿骨頸部の BMD（Z スコア）は各々 0.62 SD，0.12 SD（大腿骨頸部は有意差なし）の増加を認めた．Zimran らのベラグルセラーゼアルファによる別の報告でも同様に，腰椎，大腿骨頸部の BMD（Z スコア）を評価しており，それぞれ ERT 3 年の時点で 96 ％ と 71 ％ が，4 年の時点で 87 ％，70 ％ の患者が治療前と比較し

BMD の増加を認めていた．また，BMD（Z スコア）の増加率は腰椎では平均 66 %，大腿骨頸部では平均 11 % であり，4 年の時点で腰椎では 53 % の患者で正常化したが，大腿骨頸部では正常化した患者はいなかったと報告している．BMD は，大腿骨より腰椎で大きく増加することは共通しているが，腰椎 BMD の増加が圧迫骨折の減少と関連するかどうか厳密に検討された報告はない．ERT 開始後，BMD 低下が進行しないという研究も一部含まれるが，ERT による BMD の増加，もしくは BMD 低下の進行を抑制する効果があると思われる．

4 O4- 小児の成長障害の改善：益

観察研究が 5 報あり，1 型患者を対象とした報告がほとんどであり，対照群の設定はない．1 型患者 5 例に対するアルグルセラーゼまたはイミグルセラーゼ投与の研究では，ERT 開始前 4 例で成長障害（身長・体重が 25 %tile 以下）を認めていたが，ERT 後 1 〜 7 年ですべての患者で正常な成長を認めたと報告されている．また，ベラグルセラーゼアルファによる第 III 相試験の報告では，19 歳以下の患者 7 例のうち，ベースライン時点で 3 例の身長が平均身長の 5 %tile 以下であったが，ERT 開始 3 年後には全員が 5%tile 以上で治療目標を達成したとする報告がある．ERT 開始後に低身長が改善されるという結果はほぼ一致しており，ERT は小児の成長障害（低身長）を改善すると考えられる．

資料 CQ18-01 フローダイアグラムと文献検索式

［文献検索］

● PICO

P	ゴーシェ病（年齢不問，全病型対象，脾臓摘出術の有無は不問）
I	SRT（国内で使用可能なエリグルスタットに限定）は
C	無治療（他の酵素製剤からの切り替えも含む）
O	骨折・骨壊死の発生抑制効果は得られるか，骨痛・骨クリーゼ抑制効果は得られるか，BMD の増加は得られるか，小児の成長障害（低身長）の改善は得られるか

［検 索 式］

● The Cochrane Library 検索：2017 年 12 月 31 日（色字は検索を行った論文）

No.	検索式	検索件数
#01	Acid beta-Glucosidase Deficienc*:ti,ab,kw OR Cerebroside Lipidosis Syndrome*:ti,ab,kw OR Gaucher Disease*:ti,ab,kw OR Gaucher Splenomegaly:ti,ab,kw OR Gaucher Syndrome*:ti,ab,kw OR Gaucher's Disease*:ti,ab,kw OR Gauchers Disease*:ti,ab,kw OR GBA Deficienc*:ti,ab,kw OR Glucocerebrosidase Deficienc*:ti,ab,kw OR Glucocerebrosidase Deficiency Disease*:ti,ab,kw OR Glucocerebrosidoses:ti,ab,kw OR Glucocerebrosidosis:ti,ab,kw OR Glucosyl Cerebroside Lipidoses:ti,ab,kw OR Glucosyl Cerebroside Lipidosis:ti,ab,kw OR Glucosylceramidase Deficienc*:ti,ab,kw OR Glucosylceramide Beta-Glucosidase Deficienc*:ti,ab,kw OR Glucosylceramide Lipidoses:ti,ab,kw OR Glucosylceramide Lipidosis:ti,ab,kw OR Kerasin Histiocytoses:ti,ab,kw OR Kerasin	179

	Histiocytosis:ti,ab,kw OR Kerasin Lipoidoses:ti,ab,kw OR Kerasin Lipoidosis:ti,ab,kw OR Kerasin thesaurismoses:ti,ab,kw OR Kerasin thesaurismosis:ti,ab,kw OR Lipoid Histiocytoses:ti,ab,kw OR Lipoid Histiocytosis:ti,ab,kw	
#02	Cerdelga:ti,ab,kw OR eliglustat:ti,ab,kw OR Genz 112638*:ti,ab,kw	42
#03	#1 AND #2	42
#04	#3 CDSR	0
#05	#3 CCRCT	37

● PubMed 検索：2017 年 12 月 31 日（色字は検索を行った論文）

No.	検索式	検索件数
#01	"Gaucher Disease"［Mesh］	4,308
#02	Acid beta-Glucosidase Deficienc*［TIAB］OR Cerebroside Lipidosis Syndrome*［TIAB］OR Gaucher Disease*［TIAB］OR Gaucher Splenomegaly［TIAB］OR Gaucher Syndrome*［TIAB］OR Gaucher's Disease*［TIAB］OR Gauchers Disease*［TIAB］OR GBA Deficienc*［TIAB］OR Glucocerebrosidase Deficienc*［TIAB］OR Glucocerebrosidase Deficiency Disease*［TIAB］OR Glucocerebrosidoses［TIAB］OR Glucocerebrosidosis［TIAB］OR Glucosyl Cerebroside Lipidoses［TIAB］OR Glucosyl Cerebroside Lipidosis［TIAB］OR Glucosylceramidase Deficienc*［TIAB］OR Glucosylceramide Beta-Glucosidase Deficienc*［TIAB］OR Glucosylceramide Lipidoses［TIAB］OR Glucosylceramide Lipidosis［TIAB］OR Kerasin Histiocytoses［TIAB］OR Kerasin Histiocytosis［TIAB］OR Kerasin Lipoidoses［TIAB］OR Kerasin Lipoidosis［TIAB］OR Kerasin thesaurismoses［TIAB］OR Kerasin thesaurismosis［TIAB］OR Lipoid Histiocytoses［TIAB］OR Lipoid Histiocytosis［TIAB］	4,609
#03	"eliglustat"［Supplementary Concept］	33
#04	Cerdelga［TIAB］OR eliglustat［TIAB］OR Genz 112638*［TIAB］OR substrate reduction therap*［TIAB］OR SRT［TIAB］	3,528
#05	(#1 OR #2) AND (#3 OR #4)	161
#06	#5 AND（JAPANESE［LA］OR ENGLISH［LA］）	153
#07	#6 AND（"Cochrane Database Syst Rev"［TA］OR "Meta-Analysis"［PT］OR systematic［SB］OR "Guideline"［PT］OR "Guidelines as Topic"［MH］OR "Consensus"［MH］OR "Consensus Development Conferences as Topic"［MH］OR ((meta-analysis［TI］OR guideline*［TI］OR "systematic review"［TI］OR consensus［TI］) NOT Medline［SB］))	10
#08	#6 AND（"Randomized Controlled Trial"［PT］OR "Randomized Controlled Trials as Topic"［MH］OR (random*［TIAB］NOT medline［SB］)）	11
#09	#8 NOT #7	9
#10	#6 AND（"Clinical Study"［PT］OR "Clinical Studies as Topic"［MH］OR ((clinical trial*［TIAB］OR clinical stud*［TIAB］OR case control*［TIAB］OR case comparison*［TIAB］OR observational stud*［TIAB］) NOT medline［SB］))	28
#11	#6 AND（"Epidemiologic Research Design"［MH］OR "Study Characteristics"［PT］OR "Epidemiologic Study Characteristics"［MH］OR ((cohort*［TIAB］OR comparative stud*［TIAB］OR retrospective stud*［TIAB］OR prospective stud*［TIAB］OR longitudinal*［TIAB］OR control group*［TIAB］) NOT medline［SB］))	41
#12	(#10 OR #11) NOT (#7 OR #9)	36

● 医中誌 Web 検索：2017 年 12 月 31 日（色字は検索を行った論文）

No.	検索式	検索件数
#01	Gaucher 病 /TH	924
#02	Gaucher 病 /TA or ゴーシェ病 /TA or ゴーシェー病 /TA or ゴシェ病 /TA or セレブロシドーシス /TA or セレブロシドリピドーシス /TA or セレブロシド症 /TA or セレブロシド蓄積症 /TA or 家族性脾性貧血 /TA or "Acid Beta Glucosidase Deficiency"/TA or "Acute Neuronopathic Gaucher Disease"/TA or "Cerebroside Lipidosis"/TA or Cerebrosidosis/TA or "Familial Splenic Anemia"/TA or "GBA Deficiencies"/TA or "GBA Deficiency"/TA or "Gaucher Disease"/TA or "Gaucher Splenomegaly"/TA or "Gaucher Syndrome"/TA or "Gaucher's Disease"/TA or "Gauchers Disease"/TA or "Glucocerebrosidase Deficiencies"/TA or "Glucocerebrosidase Deficiency"/TA or Glucocerebrosidoses/TA or Glucocerebrosidosis/TA or "Glucosyl Cerebroside Lipidoses"/TA or "Glucosyl Cerebroside Lipidosis"/TA or "Glucosylceramidase Deficiency"/TA or "Glucosylceramide Beta Glucosidase Deficiency"/TA or "Glucosylceramide Lipidoses"/TA or "Glucosylceramide Lipidosis"/TA or "Kerasin Histiocytoses"/TA or "Kerasin Histiocytosis"/TA or "Kerasin Lipoidoses"/TA or "Kerasin Lipoidosis"/TA or "Kerasin thesaurismoses"/TA or "Kerasin thesaurismosis"/TA or "Lipoid Histiocytoses"/TA or "Lipoid Histiocytosis"/TA	927
#03	Eliglustat/TH	12
#04	Eliglustat/TA or エリグルスタット /TA or SRT/TA or サデルガ /TA or Cerdelga/TA or "Genz 112638"/TA or Genz112638/TA OR 基質抑制療法 /TA or 基質還元療法 /TA	652
#05	（#1 or #2) and (#3 or #4)	14
#06	#5 and （メタアナリシス /TH or システマティックレビュー /TH or 診療ガイドライン /TH)	0
#07	#5 and (RD= メタアナリシス , 診療ガイドライン)	0
#08	#5 and （メタアナリシス /TA or システマティックレビュー /TA or 診療ガイドライン /TA)	0
#09	#5 and ランダム化比較試験 /TH	2
#10	#5 and (RD= ランダム化比較試験)	0
#11	#5 and （ランダム化 /TA or 無作為化 /TA)	2
#12	#9 or #11	2
#13	#5 and （疫学研究特性 /TH or 疫学的研究デザイン /TH)	6
#14	#5 and (RD= 準ランダム化比較試験 , 比較研究)	0
#15	#5 and （疫学研究 /TA or 疫学的研究 /TA or 観察研究 /TA or 縦断研究 /TA or 後向き研究 /TA or 症例対照研究 /TA or 前向き研究 /TA or コホート研究 /TA or 追跡研究 /TA or 断面研究 /TA or 介入研究 /TA or 実現可能性研究 /TA or 双生児研究 /TA or 多施設共同研究 /TA or パイロットプロジェクト /TA or 標本調査 /TA or 臨床試験 /TA or 第 I 相試験 /TA or 第 II 相試験 /TA or 第 III 相試験 /TA or 第 IV 相試験 /TA or クロスオーバー研究 /TA)	1
#16	（#13 or #15) not #12	4
#17	#5 not （#12 or #16)	8

[文献検索フローダイアグラム] (PRISMA 2009 改変)

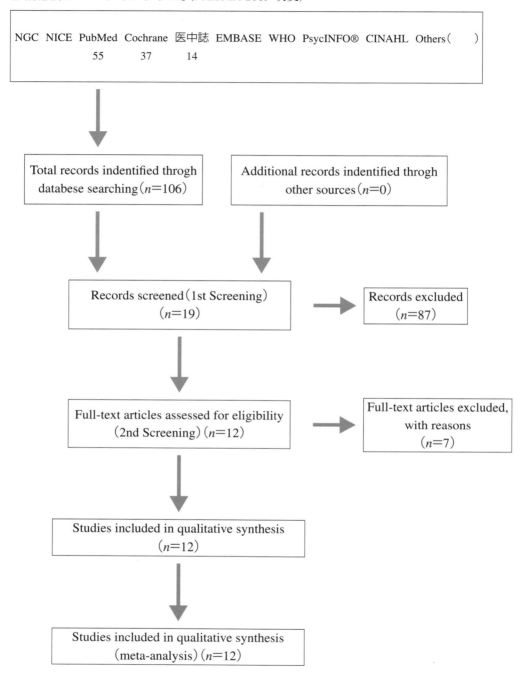

[定性的 SR]

CQ 18	SRT はゴーシェ病患者の骨症状を改善するか？
P	ゴーシェ病（年齢不問，全病型対象，脾臓摘出術の有無は不問）
I	SRT（エリグルスタットに限定する．ミグルスタット :N ブチルデオキシノジリマイシン，イビグルスタット / ラセラスタットは日本で承認されていないので除外）
C	無治療または ERT からの切り替え（ERT の製剤は国内で使用可能なイミグルセラーゼとベラグルセラーゼアルファに限定）
臨床的文脈	診療プロセスの中の，治療（SRT）による予後予測に分類される．
O1	骨折発生抑制効果
非直接性のまとめ	RCT での報告はない．観察研究も 1 型のみの検討である．
バイアスリスクのまとめ	単一群の評価であり，対照群の設定がないためバイアスが想定される．
非一貫性その他のまとめ	報告間での差異はない（骨折の報告がない）
コメント	N が少ないこと，期間が短いこと，骨折のイベントがないことから評価が困難．
O2	骨痛・骨クリーゼ抑制効果
非直接性のまとめ	RCT での報告はない．観察研究も 1 型のみの検討である．
バイアスリスクのまとめ	単一群の評価であり，対照群の設定がないためバイアスが想定される．
非一貫性その他のまとめ	骨クリーゼの報告があるのは 1 編のみ，その他は報告なし．
コメント	短期間では発生率は低いが，長期の検討はまだない．

[SR レポート]

1　O1- 骨折発生抑制効果：益

SRT に対して実施された観察研究において骨折の発生はみられなかった．最長期間 4 年であるが，抑制効果があるかどうかの評価は困難．

2　O2- 骨痛・骨クリーゼ抑制効果：益

SRT に対して実施された観察研究において骨クリーゼが報告されたのは 3 例（2%）のみであった．抑制効果があるかの評価は困難．

3　O3-BMD の増加：益

Lukinia らは 2 年間の SRT 治療で骨減少症・骨粗鬆症をもつ患者のみで腰椎のでの有意な BMD の改善を認めたと報告している．Lukinia らはまた，4 年間の SRT 治療で腰椎 BMD が有意に上昇を続け，正常域に達していることを報告している．Kamath らや Cox らも同様に 4 年間で腰椎 BMD の有意な上昇を認めたと報告している．一方，Mistry らは BMD の有意な差はなかったと報告している．

4　O4- 小児の成長障害：益

検証期間が短く，これまでに評価をされた文献はない.

索　引

ゴーシェ病診療ガイドライン 2021

ISBN978-4-7878-2485-1

2021 年 6 月 1 日　初版第 1 刷発行

編　　　集	日本先天代謝異常学会
発 行 者	藤実彰一
発 行 所	株式会社　診断と治療社
	〒 100-0014　東京都千代田区永田町 2-14-2　山王グランドビル 4 階
	TEL：03-3580-2750（編集）　03-3580-2770（営業）
	FAX：03-3580-2776
	E-mail：hen@shindan.co.jp（編集）
	eigyobu@shindan.co.jp（営業）
	URL：http://www.shindan.co.jp/
印刷・製本	広研印刷 株式会社

© 日本先天代謝異常学会，2021. Printed in Japan.　　　　　　　　　　　　　［検印省略］
乱丁・落丁の場合はお取り替えいたします．